U0200245

通用而是主乡领八本故六義八

中华人民共和国科学技术部科技基础性工作专项资金项目

医药古籍与方志的文献整理（课题号：2009FY120300）

中医药古籍珍善本点校丛书

胎产大法

［清］程从美 著

裘俭 叶晖 点校

学苑出版社

图书在版编目（CIP）数据

胎产大法／（清）程从美著；裘俭，叶晖点校. —北京：学苑出版社，2014.7

ISBN 978 - 7 - 5077 - 4517 - 7

Ⅰ.①胎… Ⅱ.①程… ②裘… ③叶… Ⅲ.①中医妇产科学—中国—清代 Ⅳ.①R271

中国版本图书馆 CIP 数据核字（2014）第 103501 号

责任编辑：付国英　陈　辉
出版发行：学苑出版社
社　　址：北京市丰台区南方庄 2 号院 1 号楼
邮政编码：100079
网　　址：www.book001.com
电子信箱：xueyuanpress@163.com
销售电话：010-67675512、67678944、67601101（邮购）
经　　销：新华书店
印　刷　厂：北京市广内印刷厂
开本尺寸：890×1240　　1/32
印　　张：3.5
字　　数：65 千字
版　　次：2014 年 10 月北京第 1 版
印　　次：2015 年 1 月北京第 2 次印刷
定　　价：18.00 元

道光丙午年梓

新都志陽子編輯

胎產大法

文星堂藏板

胎產大法自敍

大哉乾元萬物資始至哉坤元萬物資生天地陰陽化生萬
類生生不已自然之道也不孝有三無後為大自古流傳之
身至此終止絕祖宗之烟祀暴自身之形骸生平事業竟大
於此為人生之首務忠孝之本源不可忽而未覺息而終老
豈曰天命皆人事之未盡也天地之大德曰生而人作為日
趨不生之路降災名禍生兒不育或生敗之子童不省察
身過以至奪紀算滅福祿執逃不回反嗟怨于天地盍思身

【自敍】

命子嗣皆自戕毀財寶山岳之積總是他人之物為人立心
正大廣修陰德自然災消福生得產賢嗣蓋天下事物之理
時行氣化禀其自然難知者法難盡者意求嗣首要廣積陰
功次要培補身體養血調經飲食起居逐月養胎服藥宜忌
修造誤犯傷胎損母臨盆諸法撫抱嬰孩臟腑變蒸千緒萬
端豈能洞曉胎產傷于差錯損于不知皆人事之未盡受不
孝之罪愆或有道聽塗說之詞臆度之見失于扶持母
子危險在于頃刻予深惻然以無辜而喪於非命豈曰天數

資人事之咎也今將求嗣服藥胎產起居謚盆臨產腹
言細微詳載是四十餘年之苦心研幾徹悟躬歷神效之方
考焱前賢之法俾胎產無夭枉之危父子有傳家之慶有等
福薄之士囷闇果報見此而訕笑之曰迂濶之談虛誕之語
人之有子死生定數皆天命也焉能求之予曰不然此
林守淺見也人心合乎天心作善降祥作不善降災自求之
禍自名災禍皆自作自受天因人事而降之非一定不移之
數也稽古証今確有報應三教經典俱是勸人修身行善貪

溺于名利之場誰無過惡一念纔起神鬼皆知過惡從善貴
乎速改儒敎日雖有惡人齋戒沐浴則可以祀上帝釋敎日
放下屠刀立地成佛道敎日雖愚昧小人行之立躋聖地三
敎大聖極言勸人改行從善可消罪愆出逃津趨苦海而
晉彼岸身享五福得產嗣三敎大聖豈虛語哉偶爾談及
求嗣妄服藥餌胎產不明法度性命枉喪於錯誤方書浩繁
各專一派散無統紀弟忙稽考如涉海問津不知適從轉增
疑惑是編明方法之源流闡聖賢之奧理稗專科尚難悉

應關雞併孝服穢濁外來人等杜絕勿令妄入產房臨產腹
痛必要堅忍待時不可用力太早兒未轉身用力催至橫產
母力已竭兒不能出變症生焉產乃天地自然之理瓜熟
蒂落輕借人力而出時刻未到豈能用力催逼而生難產皆
是慌忙用力太早假如人之大便下肛門用力催過尚不
能出況產候天時乎兒欲產時腰重墜痛肚腹痛極狀令
行立或凴物舒坐不可因痛屈屈而臥全要好言寬慰性安
神定勿令憂愁及至穀道挺進漿水大出胞破血下是兒正

產之候再服催生藥一二服自然易產腹痛切勿屈曲而眠
兒身轉下有礙時候未至用力過早胎未順而橫生延至數
日人慌力竭昏沉困苦兒疲難出如此者皆人事之咎也勿
曲屈眠臥用力早善人待候勿令兒頭斜揷不對產門此三
訣法治難產神提之方幸勿視爲輕易而自忽也性命大事
著意參求
凡有婦人生下孩兒不能發聲者謂之菱生切不可斷臍帶
將胞衣用火炙煖令煖氣入兒腹內卻取猫一隻以青布袋

悟其徼積祖收生豈能洞曉其妙於是視子之野吳氏公權
程子普陽戴子弅虛余子容軒程子震陽諸公而深嘉之大
發仁慈助資刊佈傳流四方是編不飾文詞不涉浮談俚言
直述緊要處言之再三隱微者詳細而論著意泰求自然朗
徹須知宗祠大事性命存亡在於瞬息非小務也宜熟玩之
不至慌忙差錯有不認字者及女眷收生老娘等細與演證
明教導之救人一命□勝造七級浮屠陰功浩大況一言而救
毋子二命乎有力大宅當鐫刻廣佈救人命于危險災消福

　　自敘　　三

生世澤無疆盡上蒼昭報鐵毫不爽勿以此論視為紙上陳
言不經贅語省而察之勘而行之世享遐福是為幸甚

吉

道光丙午仲春望日新都志陽子程從美書子畏道齋

包裹其頭足婦人拿住貓頭向兒耳邊以口著力咬其貓耳
必大叫一聲兒即醒開口發聲遂得生矣

　　胎產大法後跋

皇天無親唯佑善人蓋人生居塵世溺于利名之場非大聖
賢誰無過失總是為身家妻子計耳若欲培養身命災消禍
生子孝孫賢世澤悠遠人孤貧天壽盡子惡妻屢遭奇禍
名著惡之孽如影隨形人生積德感應篇禍無門唯人自
乃前生之孽曆廣積陰德亦能消滅積德者非以錢財而廣
佈施也日常要戒殺生惜物命心平恕勿詐欺念行善時
時方便救人于危急困苦之際陰功浩大自然災消福生得

　　下卷　　三

產賢嗣并榮武帝造寺千所披剃萬僧卒至餓死臺城袁度
公香山還帶救人一命富貴壽考善終孫真人醫藥救眾拔
宅上昇宋郊以竹渡蟻大魁天下皆往古昭明人共知者今
時報應甚速耳聞目親何時不有易曰積善之家必有餘慶
積不善之家必有餘殃登虛語哉范文正公曰大丈夫不得
為良相常為良醫誠哉格言也所為大小不同普救天下之

胎產大法目錄

目錄

下卷

心則一也屢見胎產傷損者多急甚悽慘存亡在于頃刻悔
予幼未智醫無法可救存斯念已多年矣今遇新都程先生
道號志陽精研醫理存心救世談及人間胎產不知法度性
命枉於錯誤損人最速以數十截躬歷效驗之方便捷之法
著為一帙名曰胎產大法予視是集向所深慕之念如饑食
渴飲速倡諸公助貲刊以佈四方流傳後世承垂不朽蓋
方法以口授人難於盡言圖者不能全記相傳總願有
限唯此刊佈始能過週凡四方諸公暇時詳覩便于急用省
忙之際不至錯誤然人有不認字者及女眷收生老娘等隨
便以方法演說而敎導之救人一命勝造浮屠非空言也上
蒼果報纖毫不漏積功行之捷方救人命之危急並無破費
一言能救二命豈不用力少而功德大諸公得覩是集宜勉
而行之非救他人也是為自積福蔭培澤後嗣予向所願
之心今得效驗之良方以卻鄙懷敢附一言于後云爾

鹿渚之野子祝啟燕書

四

《中医药古籍珍善本点校丛书》

编　委　会

余 序

　　在当前弘扬中医药文化的历史时期，核心工作之一是收集、整理、研究历代中医药的典籍。在多种医著中，寓有儒、理、释、道和杂家等诸多论述，这无疑是极可珍视的优秀传统文化内容，《中医古籍珍善本点校丛书》的编纂，在古籍图书（包括若干优选的古抄本）的精选方面多所致意。整理者针对所选的每一种医著，撰写《导读》，提示该书的学术精粹，运用古今哲学思想，结合学术临床，指导读者阅习的重点，使该丛书在规范传承的基础上，具有更高的学术品味。

　　这套丛书的主编曹洪欣教授，是中医名家，曾在中国中医科学院担任院长，多年来一直从事学术与临床研究。他十分重视中国中医科学院图书馆收藏的中医药珍本、善本的整理与研究，并与相关专家合作有宏编刊行于世。

　　《中医古籍珍善本点校丛书》所选录的医籍只有符合"淹贯百家"、世传刊本少、学术临床独具特色的特点方能入编。同时，通过整理、研究和撰写《导读》，使读者从中选阅、借鉴，这是整理们对弘扬中医药文化所作出的积极贡献。

中医药古籍珍善本

清代医家京师叶天士曾告诫后世学者：学习先贤的学术经验，不能"越规矩，弃绳墨"（见《叶选医衡》）。而古籍珍本善本的学术优势，就是它比较完整地保存了传统医药文化中的规矩、绳墨，后世学者通过精选、整理、研究古代医籍，为中医药学的传承、创新，指导读者阅习书中的学术精粹，更好地为大众医疗保健服务而有所贡献。

我毕生从事中医古籍、文献的学习与研究，力求与临床诊疗相融合。我很赞赏原人大副委员长许嘉璐先生在2013年北京国子监召开的"中医养生论坛"上说的一段话："中医药最全面、最系统、最具体、最切实地体现了中华文化"。《中医古籍珍善本点校丛书》的编辑出版，是对弘扬中华文化作出的新建树，故在泛览该丛书之余，感奋、欣喜，并乐为之序。

中国中医科学院

余瀛鳌

2014 年 9 月

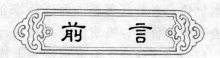

　　中医古籍是中医学术的重要载体，蕴涵着丰富的中医文献资料和宝贵的医学精华。几千年来，中医古籍在流传过程中，或因家传秘授、或因战火兵燹、或因乏资刊刻等原因而为世人罕见，部分古医籍甚至成为孤本或绝版，其中大量历代医家的学术经验未获充分发挥与运用，几近淹没。中医珍稀古籍不可再生，对其整理和研究是实现抢救性保护与发掘的重要手段，对于中医药学术传承和发扬具有重要意义。

　　六十年来来，党和政府高度重视中医药事业发展，陆续开展了多个中医古籍整理出版项目，取得很大成绩，但仍然有许多珍稀中医药古籍有待发掘和利用。针对中医药珍稀古籍濒危失传严重的现状，2009 年，国家科技部基础性工作专项基金资助了"中医药古籍与方志的文献整理"项目，旨在对中医古籍和方志文献中具有重大学术价值的中医文献予以整理和挖掘。

　　该项目研究中的一项重要内容，是以《中国中医古籍总目》为基础，参考其他相关书目资料，按照选书标准，选择30 种未系统研究或整理、具有较高学术价值的珍本医书点校整理出版。这些珍稀中医古籍是从 200 种珍本医籍（均为稀有版本，仅存 1—2 部）中遴选而来，并通过实地调研、剖析内容、核实版本、详查书品，从学术价值、文献价值、版本价值、书品状况等方面进行综合评价，选择其中学术价值和文献价值较高者。除按照现行古籍整理方法予以标点、校对、注释外，为突出所选古籍学术特色和价值，由点校整理者在深入研究原著的基础上，对每一种古籍撰写导读，包括全书概述、作者简介、学术内容与特色、临床及使用价值等，对于读者阅读掌握全书，大有裨益。几易寒暑，书凡 30 余册，结集出版，名为《中医古籍珍善本点校丛书》，以飨读者。

本套丛书的出版，对于中医古籍的整理与研究仅仅是阶段性成果，通过项目培养团队和专业人才也是我们开展课题研究的初衷之一，希望此项工作为古医籍的研究和挖掘起到抛砖引玉的作用，以使中医学术薪火永续，为人类的健康和医疗卫生事业做出贡献。

限于水平，整理工作中难免有不足之处，敬祈同道指正。

中国中医科学院

曹洪欣

2014 年 9 月

《胎产大法》导读

《胎产大法》，二卷，产科专著，据薛清录主编《中国中医古籍总目》和文献调研，该书目前仅存孤本，藏于上海图书馆。现就其学术内容和文献价值概述于下。

1. 作者及成书

《胎产大法》，二卷，成书于清代道光二十六年（1846年），现存文星堂藏版。作者程从美，别号志阳子，四川新都人，清代医家。程氏于书中自述其生平经历，16岁时因身患失血之证，诸医治疗无效，因而潜心学医。道光元年（1821年）瘟疫大行，程氏"按运调治，活人甚众"，时年其仅三十有三。据此可知，程氏当生于乾隆五十四年（1789年）。至于其卒年及学术源流等，今已无从考证。该书付梓之前，程氏曾目瞽三载后复明，65岁时，患便血重症，曾一度昏死，后又复苏，其自云此乃"神奏天帝，增其阳寿数纪，赐号志阳"，因此以"志阳子"为号。

程氏专精妇科，深谙胎产之重。"须知宗嗣大事，性命存亡，在于瞬息，非小务也"，故此书旨在"俾胎产无夭枉之危，父子有传家之庆"。58 岁时，程氏根据行医 40 年的经验，"躬历神效之方，考参前贤之法"，著成此书。鉴于"方书浩繁，各专一派，散无统纪，仓忙稽考，如涉海问津，不知适从，转增疑惑"，因此，程氏寄以此书"明方法之源流，阐圣贤之奥理"。程氏认为"盖天下事物之理，时行气化，禀其自然，难知者法，难尽者意"，可见其尤重胎产之"法"，故将此胎产专书命名为《胎产大法》。

是书分上、下二卷。上卷论述修德延嗣、服药补肾、制药煮酒、入房忌期、调经止带、血脱崩漏、月期谨慎、药食常戒、孕娠禁忌、诸药反忌、疮毒伤胎、产室避忌，共十二门；下卷分临产大法、催生方法、诸产逆证、下死胎法、下胞衣法、产后调理、恶露不下、血行不止、抚养须知、婴孩诸方等十门进行论述。全书篇幅精要，语义通达，说理圆通，理法方药具备，涵盖了从求嗣、怀娠到生产、产后的各个方面，而着意强调养身保嗣、清净宁心、调畅情志、清化胎毒之说。于"诸产逆证"中，论倒产、偏产、碍产、坐产、盘肠产、产肠不收等情形的推测诊断、接生手法，尤为详尽。"抚养须知"目下，提倡戒洗浴、避风冷，对当时多见的齿咬断脐带、冷铁剪刀断脐、婴孩饿二三日开乳、艾火妄灸顶门等习俗做出了深刻的批判。

书中共载方 163 首，其中不乏历代经典效验之方，如六味地黄丸、丹溪虎潜丸、金匮八味丸、五子衍宗丸、七宝美髯丹、沙苑蒺藜丸、地仙十子丸、温补斑龙丸、滋阴固精丸、宁神固精丸、修肝艾附丸、消毒保胎丸、产后清魂散、初生化毒丹等。所载方剂大多药味少、易于采购、廉价实用，制方讲解深入浅出，细腻入微，引人入胜。书中从药量、炮制、选药、修合、调配到用法、禁忌等都准确翔实，并录制药炼蜜诸法、煮药酒法等，使不知医者亦能寻证检方，照方配药。此外，此书关于四时用药、妊娠禁忌、饮食调护等方面的论述，都具有重要的临床价值。

2. 学术特色

注重胎产之理

程氏首重医德，赞儒、佛、道三教皆从善之论，劝业医者"日当三省，谨慎为上"。鉴于医理"隐曲难明，显而易忽"，故有德之医必当"明方法之源流，阐圣贤之奥理"，所以，本书注重胎产理论，不仅能引经据典，更能结合自身实践加以发挥，对胎前产后、养精调护、日常避忌、药食禁戒等方面详加阐述。其中，许多理论引自《易经》、《内经》等典籍。如从《素问·上古天真论》男女肾精天癸论保精种子，从四立二分二至之八节气论入房忌期，从九宫八风论产室避忌，从四时论养胎等，引用历代名家之论颇多。又援引佛、道之论，如孕期疾病，曾以五运六气及佛家"四百四病"为之解说；又曾以道家《丹经》"油尽灯灭，枯骨人亡"之说以喻肾气衰竭；在"抚养须知"一章中用《圣惠方》婴儿脆弱，亦勿多灸的理论批判"艾火妄灸小儿顶门"的旧习。当然，书中内容主要为程氏亲身体悟或经验之谈。如"阴阳之理，莫逃乎数"之论；

"诸产逆症"接生手法的论述，是程氏在亲临产房实践中的总结，被现代妇产科称为"足先露"的"曹阿利左夫助产法"与程氏"倒产"接生法如出一辙。

注重胎产之法

本书以"法"立名，可见程氏对"法"的重视。此处之法，不仅为胎产理论之大法，亦有催生助产之术。此外，还对炮制、修和及调护之法详加说明。所论种子安胎诸法、临产大法、催生方法、诸产逆症（难产）手法、下死胎法、下胞衣法等颇为精巧实用。弥足珍贵的是，凡程氏所录，皆经其亲身历验，而非靠记闻抄录，或指导稳婆（产婆），或亲自操作。程氏所记之手法，常常给人以"知其要者，一言而终之感"。例如，在下卷"诸产逆症"门之"倒产"项下，述曰："'倒产'又名脚踏莲花生。倒产者，产母胎气不足，关键不牢，儿赤转身，用力太早，催逼直下，先露其足。令产母仰卧，收生老娘速推其足进去，产母不可分毫用力，心定勿惊，缓缓候儿自顺，时至便生。"简洁明了地叙述了倒产、偏产、碍产、坐产、盘肠产等接生手法，宜于操作。

注重选方之效

《胎产大法》虽是产科专著，但也不乏历代经典效验之方，故亦有学者认为此书亦可划为方书之类，可见本书对胎产之方的重视。由于书中方剂多为程氏躬历效验之方，因此，颇具临床指导价值。如书中所论"一产母试痛，有迟十日半月方产"者，"倘遇初学疏狂，未达生产之理，不识正产之候，见云腹痛，便是生涯，动手试水，指甲未剪，探入产门，触破胞浆，浆水多出，风透产门，肿胀狭小，干涩难产，误早用力，令儿不能顺下，皆收生之咎也。亦有胞浆先破，恶水来多，胎干不下之时"，此即现代医学的提前破膜和羊水流失造成"干产"。书中所附之方："即服四物汤，固养母血。然后浓煎葱汤放温，令人代洗产户，须要从容颖曲（缓慢）洗，令气上下通畅，更用极细滑石末，将酥调涂，入产户里，或服乳珠丹，或服葵子如圣散"，谙合医理，当具实效。

3. 结语

总之，《胎产大法》作为产科专著，论述详备，通达晓畅，简便实用，颇具特色。诚如作者所言"不饰文词，不涉浮谈，俚言直述"，"紧要处言之再三，隐微者详细而论，着意参求，自然朗彻"。全书以医德从其善，以理法著其优，以实用展其长，确为培泽后嗣、洞奥理法之佳作，可为临证之参考。

参考文献

［1］薛清录. 中国中医古籍总目. 上海：上海辞书出版社，2007
［2］孟庆云.《胎产大法》内容提要.《中医古籍孤本大全》影印本，中医古籍出版社，2011

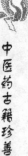

点 校 说 明

一、本书据清道光二十六年（1846 年）文星堂刻本为底本进行点校。

二、本书系孤本，点校时主要采用理校的方法，只对书中明显错讹之字予以改正，径改不出注。

三、按现行出版通例，将原书竖排改为横排，因版式更改而致文字含义改变者据现代排版予以改正，如"右"改为"上"，"左"改为"下"。

四、书中标点采用现代规范新式标点，在保持原稿行文基础上，据文意对原书进行分段。

五、原书中的繁体，一并改为现行通用简化字。凡书中出现的异体字、古今字、通假字，一律改为通用简化字，不另出注。

六、书中中医药专业用语，遵目前习惯语汇改出。

七、书中漏字、衍文，据前后文义，酌予以补、删，并加注释。

八、对文中涉及典故，改文误者，出注改之；生僻、古奥字词，以及晦涩难解之句在当页页脚予以注释。

点校者

目　录

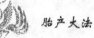

自　序

道光丙午年梓　新都志阳子编辑　文星堂藏板

　　大哉乾元，万物资始；至哉坤元，万物资生。天地阴
阳，化生万类，生生不已，自然之道也。不孝有三，无后
为大。自古流传之身，至此终止，绝祖宗之烟祀，暴自身
之形骸，生平事业，孰大于此？为人生之首务，忠孝之本
源，不可忽而未觉，怠而终老，岂曰天命，皆人事之未
尽也。

　　天地之大德曰生，而人作为，日趋不生之路，降灾召
祸。生儿不育，或生逆败之子，并不省察身过，以至夺纪
算，减福禄，执迷不回，反嗟怨于天地。盍思身命子嗣，
皆自戕毁。财宝山岳之积，总是他人之物。为人立心正大，
广修阴德，自然灾消福生，得产贤嗣。盖天下事物之理，
时行气化，禀其自然。难知者法，难尽者意。求嗣，首要
广积阴功，次要培补身体。养血调经，饮食起居，逐月养
胎，服药宜忌，修造误犯，伤胎损母，临盆诸法，抚抱婴
孩，脏腑变蒸，千绪万端，岂能洞晓。胎产伤于差错，损
于不知，皆人事之未尽，受不孝之罪愆，或有道听途说之

词，臆度不经之见，失于扶持，母子危险，在于顷刻，予深恻然。

以无辜而丧于非命，岂曰天数，实人事之咎也。今将求嗣服药，胎产起居，临盆抚抱，节次明言，细微详载。是四十余年之苦心，研几彻悟，躬历神效之方，考参前贤之法，俾胎产无夭枉之危，父子有传家之庆。有等福薄之士，罔闻果报，见此而讪笑之曰：迂阔之谈，虚诞之语。人之有子无子，死生定数，皆天命也，焉能求之？予曰：不然，此株守浅见也。人心合乎天心，作善降祥，作不善降灾，自求多福，自招灾祸，皆自作自受。天因人事而降之，非一定不移之数也。稽古证今，确有报应。三教经典，俱是劝人修身行善。贪溺于名利之场，谁无过恶？一念才起，神鬼皆知。遏恶从善，贵乎速改。儒教曰：虽有恶人，斋戒沐浴，则可以祀上帝；释教曰：放下屠刀，立地成佛；道教曰：虽愚昧小人行之，力跻圣地。三教大圣，极言劝人，改行从善，可消罪愆。悟出迷津，超苦海而登彼岸，身享五福，得产贤嗣。三教大圣，岂虚语哉？偶尔谈及求嗣，妄服药饵，胎产不明法度，性命枉丧于错误。

方书浩繁，各专一派，散无统纪，仓忙稽考，如涉海问津，不知适从，转增疑惑。是编明方法之源流，阐圣贤之奥理。医称专科，尚难悉悟其微；积祖收生，岂能洞晓其妙。于是祝子之野、吴氏公权、程子普阳、戴子契虚、余子容轩、程子震阳，诸公而深嘉之，大发仁慈，助资刊布，传流四方。

是编不饰文词，不涉浮谈，俚言直述，紧要处言之再三，隐微者详细而论，着意参求，自然朗彻。须知宗嗣大事，性命存亡，在于瞬息，非小务也，宜熟玩之，不至慌忙差错。有不认字者，及女眷收生老娘等，细与演说，明教导之。救人一命，胜造七级浮屠，阴功浩大，况一言而救母子二命乎？有力大宅，当翻刻广布，救人命于危险，灾消福生，世泽无疆。盖上苍昭报，丝毫不爽，勿以此论，视为纸上陈言，不经赘语，省而察之，勤而行之，世享遐福，是为幸甚。

时道光丙午仲春望日
新都志阳子程从美书于畏道斋

3

胎产大法上卷

新都志阳子程从美　编辑　普阳子程尚琦　阅校
男　曙生　允昱　参订

修德延嗣

《感应篇》①曰：祸福无门，惟人自召；善恶之报，如影随形。人心合乎天心，成佛作祖，为神为圣。堕于披毛戴角，禽虫异类，一切生灭，悉由心造，况延子嗣乎？但存方寸地，留与子孙耕者，此心也。世人祸福，皆自作自受，造化无偏厚也。为人顶天立地，位列三才，最上一乘，莫如忠孝，存心谦忍平恕，广积阴德，自然灾消福生，而产英贤之子。昔梁武帝②腾蛇锁口③，造寺千所，披剃万僧，

---

① 感应篇：全称《太上感应篇》，道教经典著作，劝善书，以太上（太上老君李耳）之名，阐扬天人感应，因果报应。开篇即为"祸福无门，惟人自召；善恶之报，如影随行。"

② 梁武帝（464—549）：名萧衍，南朝梁皇帝，以佞佛著称。梁武帝见达摩之事，可参见《碧岩录》卷一。

③ 腾蛇，古代传说中一种会飞的蛇。腾，音 téng。腾蛇锁口：指鼻唇沟（相书所谓法令纹）弯向口角。《医宗金鉴·四诊心法要诀》："面微黄黑，纹绕口角，饥瘦之容，询必噎膈。"注云："视其寿带纹短，若缠绕口角，亦非蓄血，即相家所谓腾蛇入口，主人饿死，更视其人有饥饿瘦削之容，可知病不能食，询问必是噎膈也。"

问达摩祖师曰：朕之功德何若？对曰：并无分毫功德。卒至饿死台城。裴度①亦腾蛇锁口，香山得带，付还原主，出将入相，寿考善终，岂带价重于千寺万僧乎？以此较之，功德分明，施财乃小惠耳。诚念救人于危困，阴功莫大。窦氏②积德，五子联芳；曹彬③戒杀，簪缨世代。往古所共知者，岂可胜纪其数？至于善恶报应，何地不有，何时不闻。人多忽之，未能反身而求，回思觉察。修阴德者，不在钱财布施，虚饰声名，唯心存平恕，贪妄不生，救人物于危困，扶性命于再苏。不至小节未修，小善不为，必须敬老怀幼，宽惠下人，戒杀生，惜物命。非礼不得剪裁，无故岂可烹宰。言动之际，功过判焉。是以君子必慎其独，勿欺暗室，存至诚，莫诈伪，宁省俭，勿悭刻。悭者，当与而吝不与也，刻者，不当受而强多取也。并用低银假货，哄赚乡愚，日趋恶途，迷不自觉，以至生灾减算，身遭奇祸，产逆败短命之子。善恶报应，祸福皆人自召，天岂偏将凶咎？或曰：尧、舜，上古大圣，岂谓不修德乎？尚然其子俱不肖，何也？对曰：尧、舜，上圣也，谓其子俱不能成上圣，以肖其二帝，非忤逆败家，玷辱祖宗之子孙也。有嫌儿女多者，受胎数月，用药打落，甚则连母俱丧。有生女出胞，即时淹杀，如此反多生女。大凡得生为人，天

---

① 裴度（765—839）：唐代名相。相传裴度少时贫困，途遇一禅师，视其面相"腾蛇入口"，恐有饿死之虞，勉其努力修善。固度依其言，依教奉行，后又遇一禅师，见度目光澄澈，机相大变，云其日后可贵为宰相。裴度贫时游香山寺，拾得玉带、犀带，璧还失主，即其美行之一。

② 窦氏：指五代后晋时人，窦禹钧，传说其少时行恶，三十无子。后改恶从善，"广积阴德"，生五子，齐登科甲。

③ 曹彬（931—999）：北宋初年大将，以治军不滥杀著称。

神颂章，方能出胞，非轻易也，皆天地之所生。如此所为，是逆天也。生之则是父子，杀之则是仇雠①。有用药代人下胎者，如此取财，甚于截劫。杀人之子，天灾后嗣，是自杀也。业医诸公，速宜深戒，临证若不详察，误药伤胎，亦同一理，是为过失杀人。冤孽相结，屡世难偿，上苍果报，纤毫不爽。以木作俑，圣人尚责无后。禽兽胎卵，昆虫草木，太上垂戒勿伤。甚有三五子已婚配而生孙者，所为不德，接踵丧亡，以致绝灭。或有年老而无子者，省心修德，复产成家之子，后嗣蕃盛，寿享耆颐。如此变迁，何可胜数。盍思人生在世，万般机谋，皆为身家子孙长久之计。古语云：积金以遗子孙，子孙未必能用，多倾耗于灾祸之间，岂云守乎？积书以遗子孙，子孙未必能读，多散废于水火之际，岂云继乎？心不平恕，货悖而入者，亦悖而出。天生忤逆败家之子，祖父竭力劳神，积之以锱铢，子孙荒淫浪费，用之如泥沙，非天降者，皆自召也。生此忤逆败家之子，或聪俊不寿之儿，俱是冤愆相临，化目化财，身心烦恼，转增忧苦，若如此者，甚于不生。由此思之，莫如修德，何苦自趋败绝之地，不独身遭灾祸，尚遗子孙之殃。君子知过必改，及少壮时，即存忠恕，培养福德，以享天年。莫待年迈，历尽挫折，始知回心，临崖收缰，缓不及矣。宜早注意，省察身心。观古今之报应祸福，无不自己为之者。凡具智识之士，鲜有不自觉悟，为身家子孙长久之计，唯存心忠恕，谦和修德，自产光前耀后之子，成家长命之儿。养身保嗣之大法，莫善于此。但愿安

① 雠：音义俱同仇，音 chóu。

康子孙贤，身外财宝何足羡。诸公当勉而行之，培身家之吉祥，延世泽之绵远。幸毋自忽，传家之首务也。

服药补肾

天一生水者，天癸之真气也，藏精于肾，是人一身之根本，滋生之大源。精足则神旺，精耗则神疲；神凝则气聚，神散则气消。人之健旺以生者，养此幻身，不外精气神三宝而已。《内经》曰：丈夫八岁，肾气实，发长齿更；二八肾气盛，天癸至，精气溢泻，阴阳和，故能有子；三八肾气平均，筋骨劲强，故真牙生而长极；四八筋骨隆盛，肌肉满壮；五八肾气衰，发堕齿槁；六八阳气衰竭于上，面焦，发鬓斑白；七八肝气衰，筋不能动，天癸竭，精少，肾脏衰，形体皆极；八八则齿发去。肾者主水，受五脏六腑之精而藏之，故五脏盛乃能泻。今五脏皆衰，筋骨解堕，天癸尽矣，故发鬓白，身体重，行步不正而无子耳，而天地之精气皆竭矣。如年老而有子者，何也？岐伯曰：此其天寿过度，气脉常通，肾气有余也。观《内经》之旨，丈夫年至三十二岁，筋骨壮盛，如日中天，过此以往，阴长阳消，逐日渐衰。六十四岁，卦数已过，天度已周，精气枯槁。肾中天癸真阳之气，为脏腑之精华，一身之根本，得之则生，失之则死。《丹经》云：油尽灯灭，髓枯人亡。延年求子之大法，参悟在此。盖阳痿与精滑，病虽同而经络各异。前阴者，厥阴之经络，宗筋之所聚。夫性急暴怒者，为人生之大病，一时不能安忍，肝火上冲，不但害人，尚且忿不顾命，或触上招杀身之祸，或辱下受暗害之愆。

七情之中，惟怒最甚，神昏志乱，伤身败德。古语云：遇事暴怒，适足自害，安能害人？只损己身，于事何济？宜戒性，毋暴怒。人言奚足凭，得失何足论？谦忍安和，斯为修身养德之要务。怒时一言一动，皆生恶念，须静默待之。盖孤寡不穀，人所恶者，帝王尚自称之，谦谦君子，是以谦卦，六爻皆吉，观此可以省察而躬行之。多怒则伤肝，肝病则伤筋痿。若阳痿者，宜服和肝温补之剂。如精清艰于种子，盖非一途，或禀体单弱，先天不足；或破丧太早，色欲过度；或梦遗滑精，白浊日久；或妄想邪念，摇动真精，火逼流出，真阳不固。如遗浊滑精，速服安神固精之药，遏其走泄之路，方可培补，不然补养何功？如肾虚，当服平补生精之药，气味必求精专入于本经，不可旁杂多品，错乱无功。妄服大热助阳之药，邪火旺，色欲频数，精愈清少，岂能种子？热药太过，煎熬肾水，耳聋丧明，多服桂、附、巴戟、锁阳、仙茅等毒热之药，多生发背腰疽。根源损坏，焉能良久？乃父难保，岂望子嗣乎？今将补肾可用之方，选录注明，不可一概妄补。要论年之老少，体之寒热，药不执方，合宜而用，日久方效。补养与去病之药不同，倘有外邪、内伤诸证，即要停止勿服，调治病痊再用，须详辨察。

沙苑蒺藜丸

真沙苑蒺藜八两，酒拌蒸熟，晒，取头末一半，余皮渣熬膏用　金莲须四两　芡实肉四两　枸杞子四两　覆盆子四两，净，酒拌蒸　白茯神三两，净，蒸熟去筋膜

上制净，共为极细末，用蒺藜膏，加炼蜜为丸，如梧

桐子大。空心淡盐汤服三四钱。忌食羊血、猪脑、生萝卜、大蒜，伤血败精之物，补药俱忌食。此平补无毒之剂，固元神，生精髓，延年种子，莫善于是方。惟体阴冷与盛热者不宜，余者不论年寿老少寒热，皆可服之。沙苑蒺藜，产潼关者为上，难得其真，具眼者少。今之货者，皆草子假充，服饵无效，莫若以山东蒺藜制服，高其百倍，万不可误服草子。

五子衍宗丸

枸杞子八两　菟丝子八两　覆盆子四两，去蒂，酒拌蒸　北五味一两　大车前子二两，小者荆芥子

制净分两，共为极细末，炼蜜为丸，如梧桐子大。每日空心淡盐汤服三四钱，冬月酒服。忌照前。微温补肾助阳之药，精虚阳道不坚年老者，皆宜服之。少壮之年，火盛之体，皆未对症。

地仙十子丸

槐角子四两，首乌同蒸七次　覆盆子　枸杞子　桑椹子　冬青子各四两，俱酒拌蒸　菟丝饼二两　柏子仁炒去油　没石子打碎，酒拌，炒　蛇床子炒　北五味各二两，炒

制净，共为极细末，炼蜜为丸，如梧桐子大。每日空心淡盐汤服三四钱，即食干物压之。此乃平补肝肾二经之药，生精种子，久服却病延年。

七宝美髯丹

何首乌二斤，赤、白各半。用米泔洗净，小黑豆拌蒸，晒九次，切片，用

铜刀，忌铁器，去豆　茯苓二斤，赤、白各半。去皮，切片，用水拌蒸晒干为细末，水飞去筋膜，用牛乳拌蒸　当归身八两，酒洗　枸杞子八两　长牛膝去芦，八两，酒蒸三次　菟丝饼八两　破故纸四两，微炒

制净，共为极细末，炼蜜为丸，如梧桐子大。空心温酒盐汤，任服三钱。忌食无鳞鱼、诸种血、猪脑、萝卜、大蒜。此方邵应节真人进世宗肃皇帝①服饵有效，连生皇嗣。何首乌性温，补肝肾活血治风，不寒不燥，其功在地黄、门冬诸补药之上，能延年种子，乌须黑发，愈风痹，疗疮毒、瘰疬痔疮、手足不仁等症，老少皆可久服，补益之良方也。

生精鳔胶丸

黄鱼鳔胶一斤，切碎，用蛤粉炒成珠　真沙苑蒺藜八两，酒拌蒸熟　枸杞子六两　菟丝饼六两　覆盆子四两，酒拌蒸

制净，为极细末，炼蜜为丸，如梧桐子大。每日空心盐汤温酒，任服三四钱。忌无鳞鱼、牛肉、羊血、大蒜、生萝卜。此方药味平和，助阳生精，固精种子之良剂也。

温补班龙丸

鹿角胶八两，用鹿角霜三两为细末，炒成珠，同入药　熟地黄三两　杜仲三两，去皮，盐酒炒　菟丝饼　怀山药炒　长牛膝去芦，酒蒸三次　山茱肉去核，净　远志肉冷甘草汤浸，去骨　白茯苓蒸熟，去筋膜　肉苁蓉去心膜鳞甲，酒蒸　柏子仁各二两，炒去油　巴戟肉　破故纸炒　益智仁盐汤拌炒　北五味各一两，炒

---

① 世宗肃皇帝：即明世宗嘉靖皇帝朱厚熜。

制净，共为细末，炼蜜为丸，如梧桐子大。空心温酒服二钱，渐加至三钱。忌大蒜、萝卜、羊血、猪脑。温热补肝肾之药，年老及虚寒阳痿者宜服。若少壮体热者服之，不能补益而反有损，须辨之。

丹溪虎潜丸

龟板_{酒炙} 黄柏_{各四两，盐酒炒褐色} 知母_{盐酒拌匀，铜锅炒黄} 熟地黄_{各二两} 牛膝_{四两，酒拌蒸晒三次} 白芍药_{二两，酒炒} 锁阳 虎胫骨_{酥炙} 当归 广陈皮_{各一两，炒} 干姜_{五钱，炮}

制净，共为极细末，酒打蒸饼糊为丸，如梧桐子大。空心温酒盐汤，任服二三钱。加大附子七钱，治痿厥如神。忌照前。

起痿至刚丸

川萆薢 川杜仲_{去外皮，盐酒炒} 肉苁蓉_{酒洗，去鳞甲心膜，蒸} 菟丝饼_{各六两}

制净，共为极细末，用猪腰子六枚，酒煮透烂，和药捣如干，加酒打糊为丸，如梧桐子大。空心温酒盐汤，任服二三钱。肾虚损则骨痿，两足不能起于床，自身尚难撑持，焉望子嗣，先服此益肾生精。

补下牛膝丸

长牛膝_{六两，酒蒸三次} 川萆薢 川杜仲_{盐酒拌炒，去丝} 肉苁蓉_{酒洗，甲心膜①，蒸} 菟丝饼 防风_{去芦} 白蒺藜_{各四两，去刺，炒}

---

① 甲心膜：疑有脱字，参见上页温补斑龙丸方内所用肉苁蓉的炮制，当为"去鳞甲心膜"。

官桂二两

制净，共为细末，用猪腰子六个，酒煮，照前方为丸服法。《经》云：肝虚则筋痿，肾虚则骨痿，二筋俱虚，则筋不能收持，肾不能健立。肾为一身之本，肝为春生之源，宜服此以补二脏。

补肾青娥丸

破故纸八两，炒香　川杜仲八两，姜四两汁拌炒　胡桃肉八两

制净，二味共为细末，将胡桃肉入臼内捣烂，加炼蜜为丸，如梧桐子大。空心温酒服二三钱，即食干物压之，俾药气上不冲心。制药忌铁器。温热起阳，补肾益精，治腰痛，壮筋骨，止寒泻，疗阴冷。年老阳衰虚寒者宜服。若年壮体热，切勿轻试。一方加菟丝饼八两，亦佳方。后诗曰：夺得春光来我手，青娥休笑白髭须。

打老儿说

此是还少丹十四味加续断，不知谁氏造。此打老之谈，甚为不经，此丸岂能延寿？若热补肝肾之剂，观此延年，人俱喜服。予见妄服火动，燥渴三消，咳嗽失血，发疽，至于丧身，比比皆然。欲求延年，反成促寿，唯年老大寒，虚弱之体，服之可也，壮年体热，服之被损，万勿信此诬说。

用春方说

精气虚少，自然阳道不坚，精滑火动，必定入房不久。用春药者，非外顽麻阳物，内服坝涩其精，或用反药涂缚

脐中，毒气透入丹田，精败闭吸不出，以求坚久，若损肾而丧元神，不但无益，而反害身。只求一时之乐，酿成终身之忧。恰如渴饮咸汤，避热向火，用之愈损，百无一全。奉劝诸公，深宜省戒，以养身命。

六味地黄丸

熟地黄八两　山茱萸肉四两，去核净　怀山药四两，炒　白茯苓蒸，去皮并筋膜　泽泻去毛净，盐酒炒　昌丹皮各三两

制净，共为极细末，炼蜜为丸，如梧桐子大。空心淡盐汤服三四钱。忌同前。有加北五味二两，枸杞子四两，杜仲三两，熟牛膝三两，任加一二味，或齐加，俱是补肝肾二经之药。六味丸加桂、附，八味丸，崔真人之神方也，张仲景多用之，深有奥妙。今人失于制合之法，以至腻膈胀泻，不但无功，而反有损。或有加人参者，以补脾肺之药，加入肝肾经内，难出幽关，何能达肾？或加别药，不同本经，旁杂多味，如脾肾双补之类，两不见功，皆失制合之体。反制药者，辨察经症，方列君臣，药用气味，然后无过。配方调治，幸留意焉。

桂附八味丸

熟地黄八两　山萸肉四两，去核　怀山药四两，炒　白茯苓制　泽泻去毛，盐酒炒　昌丹皮各三两　熟附子一两制，炮去皮　肉桂一两，去外皮，忌火

制净，共为极细末，炼蜜为丸，如梧桐子大。空心淡盐汤服二钱。忌同前方。桂附丸温补肝肾之剂，治命门火衰，不能生土，疗阴寒厥冷之功，有起瘘回阳之效。年老

虚冷寒症宜服，年壮体热切勿轻用。附子性烈燥热，有大毒，误服发腰疽痈毒，目昏齿烂，伤损肠胃，血热妄行，受害不浅，亦非久服补剂。八味丸制就有二斤余，每服二钱，分一百六十服，每服桂、附各六厘。慎用附子者，非嫌其热，畏有大毒。戒非真阴寒，万勿轻试。尚为丸吞饵，不犯上焦，又易下达，此真人用附子大毒之法式，宜遵以为绳墨。今只知其利，不明其害。见附子、真武等汤，附子分两配一料，非一剂也，妄用附子钱许，不识冷服，滚热入喉，肝肺破裂，且有阴寒抵受，危在顷刻，尚云阴症难治。体非大寒，认毒为补，自召灾疾，不死于病，而丧于药，世无良医，枉死者半，正谓此也。

余十六岁，身弱失血，历一二载，百医不效，因潜心习医，诚恐非药误人性命。至三十三岁辛巳，瘟疫大行，按运而调治，活人甚众。天热劳烦，感邪昏迷，误为阴症，用桂、附热服，过喉立毙，是岁运值脱刃命。《经》云：权刃重行权刃运，刀药身亡，不刃而丧于药也。时六月初三，死于阴间，赴司审理，责未修德，至未回嗔曰：用药十二年未错，当增阳寿一纪，奈脏腑俱裂，不能复生，判于富室男身，即当超生，拟上阎君不准云。全家持十斋，虔诚有年，押准提菩萨座下，求符水放回阳世。余至座下，求多增寿。神云：帝王皆有定数，哀求共增阳寿三十二年零二十日，终于癸丑七月十六申时，六七月辨认不清。嘱咐曰：二十年寿乃虚加，能行三事，寿方实，且有子。一不可乘病危急，索取人财，二要简易便众，三者临症不察，投以非药，折汝阳寿。晨死，夜深回阳，棺木已备，幸未入殓。以后不乘轿，惟近简易，着意参研稽古，恐有差错，降灾折寿。因思扁鹊之术，可谓妙入神矣。少年被刺无后，自恃艺行高妙，临症大意，多有错误，致令夭寿而不善终。以余庸才钝质，谨奉神戒，临症着意，屡免大灾。目瞽三载，神授方法，双目光明。至丁未年五十九岁，思寿有限，贫士无物积德，着便捷方法，隐曲难明，显而易忽，直言刊布，俾毋枉误，皆可捡方服药。印行五百余本。梦神云：你著书一百零六篇，当方土神上奏天帝，赐号志阳，又增阳寿数纪。自忖如此小事，感格上苍，六十五岁过期方真。至癸丑六月十五日，便血升许，伏枕不食，十六日昏死，时许复苏。神云：大难已过。因查辛巳岁六月三日，至今十六日，照节气计三十二年零二十日，时刻不差。过期故敢录出，敬信神灵显赫。以人之寿数灾福，皆自召也。如涉虚诳，神天鉴察，证验神祈，果报不爽。奉劝业医诸公，聪明博学之士，道在时中，临症防错，多不自觉，性有利钝，学有浅深，经症未明，谨慎为上，勿以人命轻试，勿以财利心重，自无差误，灾消福生。业医君子，日当三省，自求多福，医药误人，受惨恶报者，何可胜纪。

滋阴固精丸

黑参四两　地骨皮四两　黄柏三两，去外皮，盐酒炒褐色　知母二两，去毛，盐酒炒　金莲须四两　百药煎三两　茯神三两，蒸制　怀山药三两，炒　白芍药三两　长牛膝三两，酒蒸三次　大车前二两，炒　牡蛎三两，煅红，水飞三次

制净，共为极细末，研入牡蛎粉，用熟金樱子一斤，去刺核，熬薄膏，加芡实粉，打成稀糊为丸，如绿豆大。空心淡盐汤服三钱。忌大蒜、羊血，大热物。

宁神固精丸

麦门冬三两，去心　北沙参三两　茯神三两，蒸熟制　远志肉二两　枣仁二两，净，炒透　石菖蒲二两，去毛，炒　金莲须四两　百药煎四两　没石子二两，打碎，酒拌炒　归身三两　白芍药三两，酒炒　地骨皮三两　制牡蛎四两　大车前二两，炒

制净，共为极细末，研入牡蛎粉，用熟金樱子一斤，去刺核，熬薄膏，加芡实粉，打稀糊为丸，如绿豆大。每日空心白沸汤服三钱。忌大蒜、猪脑、羊血。精滑梦遗，体弱火旺，真元不固，盖非一端，有邪思相火妄动，有下元虚热，有实热，有劳形竭思，心神散乱，火水未济，一念才起，精自滑出，有不梦而遗，禀体单弱，真元下漏，肾经失藏。若梦遗一次，甚于入房十倍，不速医治，日久虚怯，油尽灯灭，髓竭人亡，自然之理。有热而遗者，服滋阴固精丸；形劳心乱者，服宁神固精丸。至病之源非一，老少寒热不同，甚兼他症，参差多端，岂能详悉？制此清热、平补二方，以为提纲，贵乎变通加减而用之。精既遗滑，温补肾经之味，助火动精，如桂、附、枸杞、石斛、苁蓉、巴戟等药，勿妄加入。龙骨固精，制未得法，粘在肠胃，而成痼疾。地黄与莲须，大忌同服，败精丸药。方法配合，明其经络，君臣得宜，不可多味杂乱。若炮制失其法度，服之有害。杜撰方法，妄自制合，十无一是，生熟不符，损气失味。或得方者，制未得法，知此失彼。若求方不乱经，炮制精良，尽美善者，百中无一。妄自服饵，无害幸矣，焉能见效？试观生饭败肉，食之尚然有损，况药饵乎？炼蜜膏糊，倘不如法，药亦无用，可不慎察。古

语云：勿药得中医。正恐失其方法以损人也。

制药炼蜜诸法

　　熟地黄要自制：每地黄四两，只用酒四两，不可多用。热酒滚水，同地黄入瓶内，扎口隔汤炖烂；或用砂锅，将水炙滚，加酒待大滚，将地黄入汤，急火煮一时，如糊烂。若汤干未烂，另炙滚水添入，候烂汤干用。若添入冷水一冰，地黄坚硬不烂，再煮一二日，失去正味，即无用矣。如煮地黄，预将诸药炮制整齐，候天晴早起煮熟，入臼捣烂，入诸药共捣，当日晒干。遇天阴雨，用火烘干。不然，天暖过夜，损害药之气味，服之伤脾胃，作胀泻。地黄同诸药为末，和丸服之，不腻膈胀闷。凡磨药，每料存渣头一二两，此乃皮骨，不宜入药，有损无益。

　　制菟丝饼：菟丝子择去杂子，淘净泥沙，用冷水浸一夜，次早添些酒，慢火煮滚，频添些冷水，水出其丝易熟，候汤干，入臼捣做饼，晒干，天凉好制。如急用，同诸药捣匀，烘晒干，以防宿坏。须知急火煮地黄，慢火煮菟丝。

　　制茯苓法：茯苓赤、白二种，有木心者为茯神。内木心即黄松节，又名神木，治疯痹①筋痛，史国公酒内用此。松节茯苓，坚松大小不同，小者嫩而力微，大者年多气足为胜。咀片入汤剂，必要坚者，煎煮不散。若配丸药，要白松者为末，软而细腻。如补脾安神清痰，上中焦用，蒸熟入剂亦可。如补肾并明目用者，中有筋膜，妄配误服，

---

　　① 疯痹：即"风痹"。

渗漏真元，损耗肾水，令人黑珠瞳仁紧小，眼目昏盲，阳痿精清，欲求补益，反受暗害，失其炮制之法也。

制茯苓膏法：拣大白松茯苓，去皮切片，水拌蒸熟，晒干为极细末，用清淡河水飞之。浮在面上者，皆是筋膜，损肾之物，尽去，净澄去水，用干灰隔纸窨①之，晒干用，或人乳拌蒸三五次，或牛乳拌亦佳。天凉晴方可制，如天热，制茯苓宿坏，损气失味，服之伤脾作泻，可不慎察。

制何首乌法：何首乌有赤、白二种，辨认真假，大者最佳。真者外有瓜瓣，切开内有花纹；假者外光圆无瓜瓣，剖开内如白匏无花纹。制时用米泔水洗净，铜刀切一二指厚片，入小黑马料豆拌蒸，晒干换豆，用淡酒拌蒸晒，如此九次，历记明白，不可多少，晒干用。

制牛膝法：牛膝去芦净，用酒拌蒸三五次。生熟之性，功用各别，生则破恶血而下行，熟则补肝肾、填精髓。

炼蜜熬膏糊法：用正蜂蜜，不渗饴糖不酸坏者。用铜锅炭火上熬炼，至老黄色，滴冷水内，纯蜜为丸，不软，如做蜜煎之时方好。若不炼老，药晒不干，霉斑失味。有蜜一斤，加水十二两，炙滚和均，候冷，用日晒即干，不硬滞，不霉渗②，药被虫蛀，仍自可服。古语云：蛀药不蛀性。如渗过霉班，气味俱失，服之反伤肠胃。蜜中水少，药硬难化，仍随便出，为丸时蜜少加添，多捣自软；若用蜜多，黏滥腻滞。如法制合，晒干候冷，入双口锡罐收贮，过月许，复晒透收，二三年气味如新。药失方法炮制，服之何益？

凡熬膏打糊为丸，预将药磨细，候天晴早起熬膏，加

---

① 窨：音 yìn，用干灰隔纸吸去水湿令干。
② 渗：音 h，伤害、损坏之意。

此炼蜜丸，或加药末和膏为糊丸。各照本方汤水打糊，必用极细末。糊要薄稀透熟，不可厚硬，及生薄糊，亦勿多用。若厚硬糊多用，丸药晒干，硬如石子，服之哽滞难化，仍随便出。若难为丸，加些炼蜜，易化入经。如遇天热，早丸一日晒干，免至宿坏。倘天阴雨，以火烘干，不失气味。金樱膏药为细末，自熬即用，买者陈坏，多假无效。

配药方法，制合丸散，于此专心逐一揣度，历练三十余载，始能悟其巧妙。因思世之杜撰方法，妄令服饵，不但无功，而反多害。非惜人之枉费药资，惜人不知方法制合，误服损其身命。嗟乎！唯求子嗣，服药补肾，不明积德，未知经络，急图速效，毒热杂乱，专心妄服，损者最多。盖配方不辨本经，旁杂多品，或蒸煮失宜，火盛焦枯，火微生硬，过与不及，损其气味。就是分两多寡，入经不同，生熟取用，功力各别，有一失制，焉能奏效？今将制合方法，细论而详辨之，以达四方。欲求子嗣，广积阴德，然后补肾，不可误服伤损之药，望注目留神。性命子嗣，最为大事，幸勿以身轻试之。

种子蒺藜酒

真沙苑蒺藜二两，炒　甘枸杞一两　牛膝一两，净，蒸三次　杜仲五钱，去外皮炒　熟地黄五钱，碎　归身五钱　丹皮五钱

酒十斤煮，食前饮，忌萝卜、大蒜、羊血、猪脑。

杞圆酒

甘枸杞二两　圆眼肉一两　牛膝一两，蒸三次　熟地黄五钱　覆盆子一两，净，酒拌蒸　没石子三钱，打碎，酒炒

酒十斤煮，食前饮，忌照前。阳痿体寒，加肉桂二钱。

肉桂忌火，酒熟加入方效。

参芪酒

人参五钱，蒸　黄芪一两，蜜炙　甘枸杞二两　茯神一两　金石斛五钱　红枣肉一两，净

好酒十斤煮，饮。体白肥胖气弱，阳不坚固宜服。若黑瘦火体，不可妄服，恐助火动血。烧酒浸亦好。

煮药酒法：凡药酒饮不完，即失味。坏者，皆药渣与酒脚而坏也。每酒一斤，大约药用六七钱为多，酒一斤，药用三四钱为少。若药太多，酒被药干大半，味浓难饮。再煮药酒，不可用气味恶毒之药，难于入口，攻伤肠胃。煮药酒勿用袋囊，中间药味难出。若包紧胀开，外面药味亦少，渣存酒内，即坏失味。必要好酒头，将药制净，散浸酒内，一日煮三炷香，透熟为度，置泥地五六日，出火气，另用干净坛，将稀布滤澄渣脚，加烧酒斤许，窨三五日，饮其药渣酒脚，即加熟酒三五斤先饮，再饮头酒。若烧酒切勿热饮，损伤脏腑。如法自然不坏，服有功效。

入房忌期

天地之大，万类之众，不外一阴一阳之生化，为大道之宗祖，万类之根源。夫妇者，五伦之首也。君子之道，造端乎夫妇，及其至也，察乎天地。物无阴阳，违天背元。于是仲尼赞鸿濛，乾坤德洞虚，稽古当元皇。关雎建始初，冠婚气相纽，元年乃芽滋①。天地氤氲，万物化醇，阴阳构

---

① 此段出于《周易·参同契》上篇。

精，万物化生。丈夫纯阳之体，年少壮时，不知禁忌，色欲过度，损伤精神，恐至虚怯。夫子曰：年少之时，血气未定，戒之在色。天地升降转运，与人本同一气，四时递迁，脏腑旺衰，符合无间。交节之期，真炁转运，大忌入房，斫丧元神。至于立春、春分、立夏、夏至、立秋、秋分、立冬、冬至，八节之日，并前后各忌二三日。再庚申、甲子，本命元辰之日，入房损人年寿。严寒酷热，入房而伤心肾。白日露天之下，亵渎三光，多召灾祸。雷雨飓风之际，恐有妖怪投胎，养出异形恶相，或七窍肢体不全，或昏迷痴呆之子，感阴阳偏悍之气而成。《养生诀》云：大寒与大热，切莫贪色欲，醉饱若行房，五脏皆反复。《内经》云：醉饱入房，筋脉横解，肠澼为痔。醉饱入房，损人尤甚。夜半子时之后，一阳初生之际，若误交媾，元炁精神俱损。种子大法，全在养精气、惜元神。人之精足神旺，精弱神疲，精竭神散，元神耗散，四大皆幻假矣，焉望子嗣乎？调养精气，候月经初净之时，一日三日五日受胎为男，二日四日受胎生女。因月经行而子宫开，精入血海，精血交凝，即易成胎。过六七日，子宫闭塞，精施不入血海，艰于受胎。如当经净之期，值八节禁忌之日，仍当谨戒为上。盖人之精足，生子易养，少病多寿。精气虚乏，生子瘦弱，多病难于抚养。元精气布，定在形先。又云：阳精先至，阴血后包，乾道成男；阴血先至，阳精后包，坤道成女。男子精易泄者，俗名鸡形胎。胎生男，是阳精先至而阴血后包也，是以精气养至充裕，易入血海，多生男胎。古语云：寡欲多男子，为精气充射也。再者交媾精将出时，要浅些泄，不可深入，易达血海，交结成胎；

不然，精足当期，亦为空发。入房禁忌日期，古戒甚多，今选最要者录出，虽为俚言俗语，关系重大，为绍续后嗣之秘诀。肇自太极判而两仪呈，阴阳和而万物生，惟此是至真大道，故阴无阳不生，阳无阴不成。乾坤日月，万古长存，无亏无损，只此一理。人能明身中之阴阳，逆结成仙；身外之夫妇，顺结成胎。参悟阴阳之真机，斯为养身之奥妙。志阳子曰，损身之事非一，而好色者必亡；破家之事非一，而好讼者必败。求嗣全在积德，或生逆败之子，不寿之儿，当思上苍所降矣。

调经止带

　　男子以阳精为主，女子以阴血为主，合乾坤升降之机，法阴阳自然之道。月是太阴之精，坤体之象，经期盈虚，符合太阴。月三旬与日而合朔，经积三十日而通行，行三十时辰，合二日半而净止。经期时日不移，与月合度，谓之月信。如期调匀，易于受胎。《经》云：血调气合，有子之象。如经期或前或后，迟早不定，多行不止，阻滞不通，赤白带下，或青黄涩，乃是血不化赤，渗漏而下，血海虚乏，皆冲任不调，带脉亏损。带下日久，真元虚耗，腰疼背胀，四肢倦怠，难于胤①育。或有受胎，生子瘦弱，亦多半产。欲求子嗣，预宜养血调经，顺气止带。《内经》云：血不自行，随气而至。坤体血裕气调，百病不生。自古方法，立言垂教，书不尽言，言难尽意，而后人未悟其旨，

---

　　①　胤：音 yìn，续嗣意。

不明经症，将古方增减改换，失其本意，妄制方法，杂乱无纪，服之罔功而多害。有经行不止，多认为血山崩，投以苦寒固涩之剂，劫止其血，反伤于药。盖经行不止，乃肝脾二经有伤，肝藏血，脾统血，二脏不能统摄，血妄漏下，名为经期不断，宜修肝理脾自愈。山崩之症，是五内虚热，邪火煎逼血下，其出如倾。此症危在旦夕，古人命名曰山崩，就此二字，可想其凶暴之象。须知血脱补气之法，十可愈其七八，始免错误。医药不能认病为难，配方法列君臣，协和入于本经，最为难也。世之望受胎者，急于求效，厌服平常之剂，月余即更，只求稀奇之味，抛命而服，即刻见效，误服反忌，毒热之药，伤损甚众。岂知补养气血，调和脏腑，王道补剂，岂能速成。服补养者，宜详察之，其中细微隐曲，岂能悉录。今将调经止带经漏山崩之大旨，条列应验之方，俾明向往，因人体之寒热虚实，着意加减，药符其症，长久服之自验。

养血调经丸

当归身　怀熟地　白芍药各四两，酒拌炒　真川芎二两，酒炒　砂仁二两，入地黄煮　香附米六两，去毛净，醋拌炒　白术四两，陈土炒如褐色　广陈皮二两，炒　杜仲三两，去皮，酒拌炒透　川续断三两，去芦，酒拌蒸　甘菊二两　白芷梢二两，炒老黄色　阿胶二两，蛤粉炒

制净，共为极细末，炼蜜为丸，如绿豆大，每日空心白沸汤服三四钱。忌萝卜、大蒜、诸种血。盖诸种血食之，皆败人身中之血。服此调气养血，经期或先或后者宜服。如经先期而行，加炒黑黄荆子二两，黄芩酒炒二两。如经过期而行，加蕲艾二两，同香附用醋水煮透捣烂，或加肉

桂一两。调经大法，惟以养血调气为主，人之体有微寒大寒、微热大热之不同，天时有温凉寒暑之各异，岂一方而印定人之心目乎？必要顺天时合人事，而增减寒热之味，缓缓调治，不可骤急求效，恐有偏盛之患。

补气八珍丸

人参二两，蒸熟　黄芪三两，蜜炙　白术四两，陈土炒透　白茯苓一两，蒸熟　归身　白芍三两，酒炒　怀熟地三两　川芎一两，酒炒　砂仁一两，炒　泽兰叶　阿胶蛤粉炒　广陈皮各二两，炒

制净，共为细末，炼蜜为丸，如豌豆大。每日空心白沸汤服三钱。忌照前。如腰痛，加续断、杜仲各二两。如带多，加炒黑黄荆子三两，炒黑白芷二两。《内经》曰：神不足者，补之以气，形不足者，补之以味。此方形体肥胖、色白气弱宜服，此气血两补之剂。

还少丹

治脾肾虚寒，血气羸乏，不思饮食，发热盗汗，遗精白浊，肌体瘦弱，牙齿浮痛。

熟地二两　山药　牛膝酒洗　枸杞一两半　枣皮　茯苓　杜仲　远志　五味　楮实　小茴　巴戟　肉苁蓉一两　石菖蒲五钱

加枣肉蜜丸，盐汤或酒下。一方茯苓换茯神，加续断。

健脾调经丸

白术六两，陈土炒如褐色　白茯苓三两，蒸熟　怀山药三两，炒　广陈皮三两，炒　枳实二两，麦麸炒透　白芷三两，炒老黄色　归身　白芍各四两，酒拌炒　真川芎二两，炒　川续断三两，酒蒸　砂仁二

两，炒

制净，共为细末，荷叶汤打陈米粉糊，加些炼蜜为丸，如豌豆大。每日空心白沸汤服三钱。忌照前。如气不足，加熟人参二两。如天热或体热，加川连一两，酒炒，或用黄芩二两亦可。若泄泻，加泽泻三两炒。如体寒恶心，加炮姜五钱。又值天寒，量加些添。肾者，一身之根本，脾土化生之大源，生血荣养四脏，脾胃虚弱，食减血少，脾土主信，经不如期，宜健脾佐以养血之剂。寒热因其体，合天时而增减之，服饵大效。

修肝艾附丸

归身　白芍各四两，酒炒　真川芎二两，酒炒　蕲艾二两　香附米六两，水醋同艾煮　青皮二两，醋拌炒　柴胡二两　制牡蛎三两　川续断三两，酒蒸　杜仲三两，去皮，盐酒炒　甘菊花二两　白芷二两，炒黄色

制净，共为细末，炼蜜为丸，如豌豆大。每日空心白沸汤服三四钱。忌照前。《内经》云：脾生血，肝藏血。性多恼怒，则肝伤血，失其藏而漏下。如经行难净，加炒黑黄荆子三两。如热，加炒黑山栀子二两。如疼痛，加醋炒延胡索二两，或加炙没药一两。如体寒，加炒砂仁二两。如大寒腹痛，加醋炒吴茱萸一两。如脾胃弱，加制白术三两。全在详察增减一二味，不可错乱多加，服则无效。修肝调气，养血归经，月期自准。

温和胜金丹

人参蒸　制白术　白茯苓蒸　藁本去芦　当归　白芍药炒　川芎生　牡丹皮　延胡索酒炒　赤石脂火煅飞　白薇　白

芷各二两　没药箬制　甘草各一两，炙

　　制净，共为细末，炼蜜为丸，如豌豆大。每日空心温酒服二钱，白沸汤亦可。忌照前。愚按此方，温中理脾，补气养血，下部虚寒，久不受胎，经期不准，腹肋疼痛，面黄食少，赤白带下，经行腹痛，淋露不断等症，悉宜服之。据原方云：女科一切病患，不问新久，诸虚不足。胎前产后，虚劳吐血，伤寒中风，血崩经闭，痢疾消渴，无病不治。此传方者，未知药性，不明经络，极力妄赞，交相讹传，流毒后世，未之思也。如症一样，体之冷热不同，且一人病，时之寒暑各异，有藁本、白芍、石脂，焉可投于产后？有丹皮、桂心、延胡，岂得服于胎前？伤寒中风之症，服之增病，虚劳吐血之疾，误用伤生，明公著述方书，如此蒙混，后学若无特见，何能觉悟。服药配剂，详辨经症，是以方不合病，百无一效。原方有桂心二两，忌歌云：官桂善能调冷气，若逢石脂便相欺。且桂性热，行血伤胎，亦非女科久服之药，以此除之，方则善矣。

女科地黄丸

怀熟地四两，入砂仁　砂仁一两，入地黄同煮　怀生地四两　山茱肉四两，去核净　怀山药四两　泽泻三两，去毛炒　白茯苓三两，蒸　当归四两　白芍药四两，酒炒　川续断四两，酒拌蒸　厚杜仲四两，去皮，盐酒炒　香附米六两，去毛，醋炒

　　制净，共为细末，炼蜜为丸，如豌豆大。每日空心淡盐汤服三钱，冬月温酒服。忌食照前。此方平补肝肾之剂也。如带多，加炒黑黄荆子三两。补血顺气，调经受胎，壮筋骨，治腰痛，宜久服之。

温经白薇丸

白薇三两　当归四两　川芎二两，酒拌炒　杜仲三两，去皮，姜汁炒　白芍三两，酒炒　熟地黄四两，入砂仁　砂仁二两，入地黄煮　小茴香二两，炒　香附六两，醋水同艾煮　蕲艾二两，入香附　藁本二两，去芦　吴茱萸一两，醋炒　川续断三两，酒拌蒸

制净，共为细末，炼蜜为丸，如豌豆大。每日空心白沸汤服三钱，冬月酒服。忌照前。此方温补下元虚寒之剂。养血调经，散寒滞之气，回厥逆之冷。大便溏泻，经迟不行等症。如腹肋疼痛，加酒炒延胡二两，炙没药一两。如带多，加炒黄白芷二两，炒黑黄荆子三两。全在察经症之寒热，合宜而服。

腹痛交加丸

怀生地十两　老生姜十两　赤芍二两　当归三两　香附四两，醋炒　真川芎二两　延胡索三两，醋炒　明没药一两，炙

将地黄切片，滚汤泡出汁，老姜捣出汁，将二味渣晒干，地黄入姜汁浸，姜渣入地黄汁，过夜次早，各滤出晒，又收入汁浸，以干为度。同制净等味，共为细末，酒打蒸饼糊为丸，如豌豆大。每日空心白沸汤服三钱，冬月酒服。忌萝卜冷物。经行腹痛之症，因当月期单衣，坐于冷石湿地，或飡寒饮冷，用冷水拭浴，手足入于冷水，寒冷之气，入于血海，血受冷气，即滞结不行，是以当月之期，必要谨慎，方能却病。每当月期，经行腹痛，血海有此寒气，难于受胎，平常宜服此丸，温和血海，去瘀生新，调经受胎。如有血块，加红花一两。若体寒，加桂心一两，以散

寒气。参酌病源、秉体而服之，方免差误。

养血固带丸

怀地黄<small>四两，半生半熟</small>　归身<small>三两</small>　白芍<small>三两，酒炒</small>　川芎<small>二两，酒炒</small>　白术<small>四两，制</small>　杜仲<small>三两，去皮，酒炒</small>　白芷<small>二两，炒黄</small>　黄荆子<small>三两，炒黑</small>　川续断<small>四两，酒蒸</small>　蕲艾<small>二两，炒黑</small>　香附<small>六两，醋炒黑</small>　海螵蛸<small>二两，去壳，研，炒牙色</small>　飞牡蛎<small>三两</small>

制净，除螵蛸、牡蛎二味，共为细末，加入二味，共研极细，炼蜜和水，打芡实粉糊为丸，如豌豆大。每日空心白沸汤或清米饮服三钱。忌照前。服此养血固带，修肝调气，药性平和，宜长久服。带下之疾，乃血不化赤，渗漏而下，日久不治，血分大虚，腰疼胀、头眩足软等症，皆血虚不能荣养筋骨之病。

燥湿止带丸

白芍<small>四两，酒炒</small>　川芎<small>二两，酒炒</small>　归身<small>二两</small>　茅苍术<small>四两，米泔浸洗</small>　茯苓<small>三两，蒸</small>　香附<small>四两，醋炒</small>　川续断<small>三两</small>　杜仲<small>二两，酒炒</small>　赤石脂<small>二两，煅，过水飞</small>　黄荆子<small>三两，炒黑</small>　泽泻<small>二两，炒黄</small>　海螵蛸<small>二两，净，炒牙色</small>　陈莲须<small>三两</small>　制牡蛎<small>三两</small>

制净，共为细末，炼蜜，打芡实粉糊为丸，如豌豆大。每日空心白沸汤服三钱。月经妄行不止，服之大效。忌照前。此方乃燥湿固涩之剂，下部虚湿，亦多带下，服此燥止。与前方药性俱平和。如热，加炒山栀仁二两。如体寒，加醋炒吴茱萸一两。因人体气而加减之，服之自效。

经漏续断丸

川续断<small>四两，酒蒸</small>　杜仲<small>三两，炒</small>　怀生地<small>三两</small>　白芍<small>四两，炒</small>

黄　归身二两，土炒　　白术四两，土炒　　香附四两，醋拌炒黑　　白芷二两，炒黄　　黄荆子三两，炒黑　　阿胶二两，蛤粉炒　　柴胡一两五钱　　制牡蛎三两　　荆芥一两，炒成灰存性

制净，共为细末，炼蜜为丸，如豌豆大。每日空心白沸汤服三钱，晚食远，又服二钱。忌萝卜、椒、蒜、酒、诸种血、辛辣大热等物。如大热，加炒黑山栀仁二两，性寒能散血、凉血，并无凝结之患，是以加此。恼怒伤肝，思虑伤脾，二脏有伤，不能统摄其血，经漏不止，服此修肝和脾，调经养血之剂自愈。

血脱补气法

人之一身，荣养百骸四肢，惟此阳气阴血而已。女科恼怒思虑，伤其肝脾，经期淋露不调，误服大热之药物，五内邪火，煎逼血下，其出如倾。古人名曰血山崩，像其症凶暴之状。当此之时，危在顷刻，阴血去而阳气散，汗大出即危，惟用血脱补气之法，固存元气，则可复生，非他药可服也。用好人参二三钱，独参汤服之。如有火盛，入喉复吐出，加炮黑干姜二分，顺其火性而从治之。《经》云：甚则从治。不愈，连进二三服可也。参不吐，汗即收，血即定，人便苏，神验之法也，再用药调理。

血崩清中丸

香附四两，酒炒灰存性　　川续断三两，酒蒸　　牛角䚡四两，净，烧灰存性　　熟地黄三两　　归身二两　　川芎二两，炒　　蕲艾灰二两，存性　　赤石脂二两，煅，水飞净　　地榆二两，去梢，醋炒黑　　白芷灰二两，

存性 海螵蛸*二两，去壳，炒牙色*

　　制净，共为极细末，炼蜜为丸，如豌豆大。每日空心白滚汤服三钱，晚食前，又服二钱。忌萝卜、大蒜、鸡、酒、诸种血、鸡蛋、胡椒、大热、生冷、糟味、猪首、小肠、鹅、羊等物。

止血十灰丸

　　陈棕灰　蕲艾灰　香附灰　蒲黄灰　白芷灰　莲房灰柏叶灰　绢角灰　当归灰　荆芥灰*各等分，烧煅炒存性*

　　制净，共为极细末，荷叶汤打糯米粉薄糊为丸，如豌豆大。每日空心米饮服三钱。忌物照前。二丸方药性平和，俱治血崩经行不止之症。前方涩中，乃有和补，后方一色枯灰，固涩止血之剂，不利久服。辨察病症，合宜而用。

血厥白薇丸

　　人居平常，身无疼苦，忽尔昏迷，目闭口噤，身不动摇，轻者或微知人事，口不能言，喉无痰涎，外无形症，恰似死人，此血厥之症，男子亦有，妇人最多。因生疮毒，出多脓血，或产后半产，去血过多，崩中漏下之疾，血涩枯少，而气上行，闭塞经坠，厥逆昏迷，气行血还，阴阳复通，移时而瘥，不可妄灌，茶汤不能下咽，转增壅塞。用白薇丸治之，多服养血，则不复发，如要即服，用丸料煎汤服之亦可。血厥昏迷，人多不识，其症似中寒、中气、中风、痫病。中寒者，身冷甲青，冬月严冷；中气者，身微寒而脉沉，有恼怒太过之事；中风痫病，皆有痰沫。须详辨而服药。

白薇_{三两} 当归身_{四两} 赤芍_{三两} 川芎_{一两} 牡丹皮_{二两}
沙参_{三两} 黄芪_{二两,蜜炙} 甘草_{一两,蜜炙,去皮}

制净,共为极细末,水泛为丸,如绿豆大。每服三钱,空心白沸汤下,晚食远,又服二钱。忌照前。如煎服,六钱一剂,水煎服。

养血四物汤

当归 白芍 熟地_{等分} 川芎_{减半}

每剂六七钱,水煎服,加减配合。本经四物汤,养血调和之主方也。坤体以血为主,有胎产月经等症,女科必用之药。须明当归身、尾各用;芍药有赤、白之分;地黄有生、熟之殊;川芎之性辛散,走而不守,上行头角,下达血海,散耗真气,单服久服,令人暴亡,用宜减半。四物加炮制净香附,去皮嫩乌药,或汤或蜜丸,女眷无病常服,补养最良。《经》云:女科调其气,以养其血。常令气少血旺,则百病不生,易于受胎。坤体以血为主,四物须为养血要药,如有他病,合经症而加减。唯口中吐血、咯血之症,当归、川芎气味辛辣,能动血而上行,切忌服之;白芍、地黄,气轻味重可用。盖临病制方,详察病源,明药气味,君臣符合,而无旁杂错乱之药,寒热补泻,不可偏执太过,斯为尽美尽善矣。

四物胶艾汤

熟地黄 白芍药_{各一钱半} 归身_{一钱} 艾叶_{一钱,炒} 阿胶_{八分,炒} 川芎_{六分} 炙甘草_{四分}

共为一剂,水煎,食远服。治冲任不调,劳伤血虚,淋露不断，经行过多。如赤白带下，加炒黑黄荆子、研续断各一钱煎服，气滞加炒香附。

逍遥散

白术　白茯苓　当归　白芍药　柴胡各一钱　炙甘草　薄荷叶各五分

加生姜二片，水煎，食远服。此方调肝补脾，养血之剂。如血虚热，加炒山栀、丹皮各七分。有孕，去丹皮。如两胁大痛，兼寒热，去白术，加煅牡蛎二钱，青皮、制香附米各一钱，服之即愈，肝气痛症。

消瘀荡胞汤

归尾　生地黄　赤芍药　延胡索酒炒　桃仁去皮、尖　青皮醋炒　泽兰叶　牡丹皮各一钱　川芎七分　红花五分

水煎熟，加酒一小杯，食前服。如有血块身旺者，加酒炒蓬术七八分，待月经行时，服二三剂，不可多服。女眷及不受胎，血海瘀血滞结，于经行时服此，消瘀血，生新血，易于受胎。

越鞠丸

香附米四两，醋炒　川芎二两，炒　苍术米泔洗去油，炒　山栀子去蒂，净，炒黑　神曲各三两，炒黄

制净，共为细末，水泛丸，如绿豆大。白沸汤服三四钱。忌生冷滞腻物。人有恼怒则伤肝，思虑则伤脾，或横逆之来，暴怒则火动气逆，或营谋不遂，思虑则神昏气结，女眷尤甚。气逆而结，胸膈饱闷，两肋胀疼，不思饮食，

气分之火壅遏于中，时作刺痛，不论新久诸郁气逆等症，悉宜服此。肝脾有伤，则月经不调，有淋露带下之疾。

孙真人曰：冬月食肾，令人无子，猪肾及他兽之肾也。以人冬月肾水生旺，食此败气以伤生气，损其真元，是以无子也。丈夫女眷，冬月俱戒勿食兽肾，培养生气。

月期谨慎

人身合乎天地，经期符于太阴。日月阴阳之精华，朔望行度，不逾时刻，法大道之自然。坤体若逢经期，须知戒慎。血海诸症，多起于经期产后。《易》曰：履霜坚冰至。盖言慎也，慎者不可大意，防微杜渐之义。必慎厥始，以善其终。然后服药调补，血足气和，自然胤育。如恣意任性而不戒慎，经脉不调，艰于受胎。月经行时，慎不可形寒饮冷，坐卧风露冷湿之所，及餐冷硬宿坏之食，冷水浴身，及洗手足，寒冷之气，由毛窍肠胃，透入经脉血海，血受冷则凝滞，而不流运，则为瘀血，凝结成块，或挟痰涎，或裹冷食，着留肠胃经隧之间，为癥瘕癖块，食少肌消，胀闷疼痛，每临经行，腹中大痛，迟后经行，皆寒冷之气，入于血海经脉所致。寒冷既慎，温热亦能耗血，贵乎平和，血自生旺。有急于受胎，访问方法，遍求奇捷，或用攻行破血，或用大热妄补，或以金石恶毒之味，或以腻膈滞气之剂，讹传单方，认为神验，杜撰之法，守为秘传，闻之即服，速于求子，何暇辨察是非，以身命而轻试药。岂知血热则行，气燥血耗，攻伤脏腑经络，血从九窍妄出，身体瘦弱，变生大病。坤体阴静，以血为主，常令血旺气少，易于胤育，身无疾病，临盆易产。倘若经症不明，气味误用，君臣失配，方法乖戾，谨守勿服，不但无益于子嗣，而反有损于身命。古戒云：勿药得中医，防错误也。夫子曰：某未达，不敢尝。以身命大事，可不慎欤？

药食常戒

药食者，人生日用所必需也。乾坤化生万物，秉天之气而成象，钟地之质而成形，不外于五行而变化。《内经》曰：神不足者，补之以气，形不足者，补之以味。炎上作苦，润下作咸，曲直作酸，从革作辛，稼穑作甘。五味入胃，各归所喜，谓入本脏，各从其类也。心虚好食苦，肾虚好食咸，肝虚好食酸，肺虚好食辛，脾虚好食甘。人食五味，宜平和，不可偏胜，过食而令人病。淡味为五行之本，唯五谷得天地之正气，最补养人，非他物所能及也。盖药食气味，有大毒者，有小毒者，有寒热性偏者，有无毒而相反、相忌、相恶、相畏者，误用同食，其性激而伤人。有气味与时令不符，食之有损，不可不知。人莫不饮食也，鲜能知味也，惟胎孕尤加意焉，不知误食则损二命。若老年室女寡居，产后行瘀，当月经期，伤胎药食，不须戒忌。如月经净后，即当谨慎，切禁服伤胎之药，食伤胎之物。古语云：世人惟知二月、三月落胎，不知月内伤胎甚多，损于不知。斯千古之良言也。仁德之言其利普。假如胎结五日十日，自身未觉，医者脉亦难知，或服调补丸药，制方妄用伤胎之味，或伤感风邪中滞之症，用药消散，不明戒忌，或误食破血之物，初结之胎，易于伤损，打落何由而知。人之望子嗣者，不知禁戒，悉成幻想。细玩此，以尽人事积阴德，以俟天命，斯无过矣。

孕娠禁药

蚖斑水蛭地胆虫，乌头附子共天雄，踯躅野葛螻蛄类，草乌商陆薏苡仁，大黄牵牛并巴豆，亭长[1]蛇蜕及虻虫，牛膝槐角蓖麻子，金石锡粉黄雌雄，诸硝皂角牡丹桂，瞿麦萹茹与木通，代赭蝉蜕胡粉射，葶苈蓬莪京三棱，藜芦薇衔[2]马鞭草，牛黄水银和茅根，蛴螬蟹爪杜牛膝，蜥蜴飞生蝎蝱虫，甘遂硇砂生干漆，延胡蒺藜莽草同，半夏南星二木鳖，苏木红花类桃仁，马刀石蚕衣鱼等，猬皮赤箭赤头红，芫花大戟续随子，姜黄蜣螂蛇蜈蚣，干姜蒜鸡及鸡子，驴犬兔肉切勿供，诸种悉是胎前忌，用药熟记在心中。

药有毒者，误服杀人，岂曰伤胎。

草乌，一名乌菫汁，即射罔毒，名为见血封喉，虎狼中之立毙，其毒不亚于人言，误服杀人甚速。两岐相合，名为乌喙，又名两头尖，毒更甚，禁戒切勿轻服。就川乌、附子、天雄、蚖青、斑猫、水蛭、虻虫、野葛、螻蛄、蜥蜴、葶苈、杜牛膝、商陆、甘遂、硇砂、马钱、芫花、大戟、续随子，孕妇禁忌，内此数味，俱有大毒。就无胎及男子，如患斯病，必用是药，以毒攻毒之法，审察详细，万不得已，亦当些少服之，病减其半即止。经云：毒药治病，十去其五，谷肉果菜，养以尽之，无过剂而伤正气也。

---

① 亭长：为葛上亭长之别名。
② 薇衔：为鹿衔草之别名。

就人言常用服饵治病，不能多用久服。配剂治病者，为救疾苦以全性命，当着意详慎。假如救好十人，医坏一人，不独无功，反有罪过。人命关合天心，昭昭果报，并无脱漏。屡见粗心浮气，攻补偏执，妄药误人者，身受恶报，尚灾后嗣，何可胜计。业医诸公，当留神稽古，临症参详，药无过失，经症符合之剂，自然扶危救险，能愈沉疴大病，非救人也，是惜自身后嗣也。予存心有年，屡受神佑，奉劝诸公，胡不勉而行之，世享退福。倘经症未明，切勿轻试，伤胎杀人，过失杀人之罪。盖少年女眷，经期净后，或有他症，服药谨戒伤胎之味。胎结数日，自亦不觉，脉岂能知？不慎禁戒，伤胎最多。当此之际，宜着意焉。如牛膝、丹皮、薏苡、槐角、川乌、草乌、附子、肉桂、瞿麦、木通、桃仁、红花、苏木、茜草、麝香、干漆、延胡、蒺藜、南星、半夏、姜黄、郁金、白矾、铅粉、葶苈、茅根、蝉蜕、蛇蜕、炮姜、天麻、大黄、朴硝等味，是日常疗病之药，若不留心，易于忽略，攻下破坚，大毒恶药，人所共知，故重录出，以便稽考，庶无错误。

　　凡女科制合丸散丹膏，养血调经之剂，一料丸药，非数日可能服完。制合之时，须无胎孕，其伤胎破血，有毒大热，反忌相恶之药，切勿入剂。倘遇受胎数日，误服暗中打落。初结之胎，最易伤损，倘误妄用此药，医之罪也。冥冥果报，自作自受。予受神戒，用药差错，减福夺算，临症不慎，是自害也。如茯苓、薏苡、牛膝、丹皮、桃仁、红花、蒺藜、槐角、南星、半夏、附子、肉桂、干姜、牛黄、葶苈、皂角，及有毒大热攻下之药，只可治病暂用，非女科配制丸散，久长服之味，或老年室女制合丸散，则不必忌此，恐伤胎也。盖茯苓之性，气薄味淡，下利水道，内有赤筋，耗肾损目，利养胎之胞水。肾者一身之根本，男子藏精，女子系胞，肾水耗则胎落，胞水少则胎损。前贤载于本草云：阴虚者，不宜用淡渗之药。隐语未明，微言未彰。是以有胎，阴虚久病，俱忌用。如脾胃虚弱，用白术、山药，盖白术乃安胎之圣药也，何必用茯苓、薏苡，有何益哉？

自古传流医药方法，历世久远，纷纷著述，非尽出圣贤之手。至于今日，方书浩繁，多有未悟《内经》之旨，不明四序之交，配方昧其君臣，用药焉知气味。杜撰见解，盲录瞎改，希望涉利沽名。岂知流毒后世，以讹传讹，见闻背其奥理，相因相习，邪说固蔽人心，学者多被方书昏迷，印定眼目，难辨去取，误人性命，身罹罪过，减福夺算，尚灾后嗣，可不慎乎？大慎者，首要参悟《内经》之大旨，究明运气之偏胜，按四时而辨经络，察脉色而认症候。临病配药，加意详慎，自然万举万全。若学问疏浅，加之以慎，畏首畏尾，用药掣肘，病失其治，邪气日深，亦多误人性命，是谓世无良医，枉死者半。至于《素问》亢则害，承乃制，明五脏之旺衰，大道之自然，词寡而理深，朗切而昭著，传流千载之下，俱以隐微幽深求之，作是论者，多家讲解，辨论愈详，岂知去道愈远。能达其旨者，鲜非专心习学，着意参悟，不得其门而入，终莫能解。古语云：不明十二经络，开口动手便错；不知五运六气，方书阅尽何济。夫医药之任，在业医者之自重，传学参研，临症详察，此是存亡之分界，功过大关头。君子之道，仁德之术，古礼世子拜医，诚重之也。除痛苦，愈灾疾，身命之重；起沉疴，扶危险，再造之功。医药岂不重哉。
《藏经》云：病者有四百零四种，一百零一种不药而愈，
此最轻也；一百零一种药而后愈，此稍重也；一百零一种
必久药而后愈，此深重也；一百零一种久药亦不能愈者，
危险症也。今有为病请医，罔知君亲之尊，身命之重，以
医者视同佣下，哓哓①某药性燥，某药大寒，某药克伐，
某药宜用，知何运气，察何经症，岂明方之君臣，焉识药
之气味，蒙昧不经之言，性命如同儿戏。有躁暴者，不明
道理，药才入喉，责医不效，即更一医，如此多更，医药
罔投，病至深重不救。有道听杜撰之方，加本草补养之
味，上至头顶，下行足跟，五脏气血皆医，六腑表里齐
治，并无经络，君臣杂乱，配合为丸，知其利不明其害，
安心久服，无益有损，变生大病，以至丧身，悔之何及，
比比皆然。勿药得中医，恐差误也。是皆自召灾祸，不知
慎戒，非天命也。

　　夫病有四百零四种，脉道二十四体，诊察寒热虚实，
何经何症。至于相感受病之因，胀闷疼痛，便溺滑涩之微，
脉岂尽知。望闻问切四者，方辨病源。今只一诊，欲其悉
知，尚有讳疾忌医，隐瞒不言，俾医误治，有服药病减者，
反云增病，以此困医，希冀迫其速愈。医有学识，尚然不
觉，学问疏浅者，心忙意乱，药味杂投，服之危笃。有患
疾病，不速医治，养之在身。夫感寒邪，七日不治者死；
吐下心腹暴疾，治疗迟缓有损。古语云：养病如养虎，妨
害身也。有用杜撰方药，不知经症，不明节气，杂乱误服，

───────────

　　① 哓哓：音 xiāo，唠叨不止意。

轻病至重，重病危险。或夏月感风邪，自以紫苏汤散，食伤即用酒曲煎服。夏月阳气外散，表疏自汗，妄服紫苏汤者多危；酒曲杂味有毒，服多常损。病者深宜鉴此，省察戒慎，误至危笃，追悔何及。性命大事，非同他论，知而不慎，是自害也。明此方法，暇时当为人细谈演说而教导之。若除人之痛苦，自消灾祸，能救一人性命，身延寿算，得产贤嗣，上苍果报，分毫不爽，古今众共见闻，历代确有证据，非敢妄谈也。救人一命，胜造浮屠，岂虚语哉。

凡女眷偶有外感寒邪，适逢经行，因虚而入血海，名为热入血室。一身痛如被杖，身虽壮热，忌服寒凉之药，寒冷饮食亦要禁忌。冷气入于血海，血逢寒结，最难解散，亦不受胎，经将行腹先痛，而成痼疾。诊脉之时，新产经期，或有胎几月，与医明言；胎孕多月，可诊而知；受胎月少，经行新产，诊难详悉。用药治病，恐有误伤，胎孕寒凉，阻滞血凝而成腹痛之疾。病家自误，非医家之咎也。盖天地之大，化育之广，禽兽虫鱼，动植万亿，不独未曾得见，从来罕闻，奇物何可胜计，四方风土不同，所产之物各异，大毒恶物，不知利害，误食杀人甚速，况伤胎乎。凡事要慎始善终，防微杜渐，初月之胎，易于伤损，食物不识戒慎，望求子者，暗伤不知。今将日常饮食，有损胎孕者，重复录出，以便知其戒慎，保全后嗣。

鸡蛋能下死胎，治难产胞衣不下，产后血冲血闭，破胎降下之性。产后食之，行瘀最良，胎前切要戒忌。

食狗肉，令子无声。

食獭肉，行血动胎。

食驴肉，孕妇难产。

食骡肉，亦主难产。

马肉有毒，杀食者少病；死马肉有大毒，有孕忌食。

食兔肉，令子缺唇；皮毛，败笔烧灰服之，有催生下血之功；兔血催生易产；兔脑合催生丹，不独缺唇而已。

食蟹，主横生难产。

食鳗鲡，令子多病。

河豚有大毒，孕妇忌食。

人鱼有毒，孕妇忌食。

鲑鱼肝，食之杀人。

鲳鱼子有毒，勿食。

石斑鱼肠子有毒，勿食。

食虾，令子足软生疮。

毛鲚鱼，食之下胎；就猫有胎，食毛鲚鱼亦落。本草并未言及，有孕亦当谨戒。

凡无鳞之鱼有毒，不益人，有胎孕俱不可食。

凡自死禽兽，及射罔毒药杀，用毒药杀，俱忌勿食。

凡飞禽野兽不识名件，岂知利害，有胎悉宜戒食。

落花生，又名长生果，同鸡黄瓜，食之损人，鸡食之即病死。本草不知何名，观此有毒，无益于人，有胎勿食。

胡椒、吴茱、烧酒、大蒜辛辣之味，大热之性，走散不守，多食伤胎，少食亦生胎热，令子多患疮疖，亦勿食良。

凡闺房中勿安麝香，及挂香囊香朴，勿烧香饼安息，内有麝香冲鼻，亦能伤胎，烧些黄熟香、沉速香为稳。

猪肉勿同炒黄豆食，令中气胀闷，于胎有损。

凡女眷平常勿登高险之处，恐防失跌之惊。勿举重物，防有伤力动血。勿自任性，责打子女下役之人，恐有恼怒伤肝，劳力动血，俱防伤胎。如子女有过失，宜以善言训诲。他非呆蠢，因居人下为奴婢，为家主者，当怜念而宽惠之，是自养神惜福之良方。

凡求子嗣者，诸物皆忌于平常，非有孕方忌也。假如胎初结三五日，岂能自知，误食药物，暗中触落，皆人事之未尽也，焉知天命。是皆日常所易忽略者，录出，求子嗣者，知其戒慎，以杜暗中伤胎，勿轻忽也。

诸药反忌

药相反歌

本草明言十八反，半蒌贝蔹及攻乌，藻戟遂芫俱战草，诸参辛芍叛藜芦反药同服杀人。

乌头：反半夏、瓜蒌、贝母、白蔹、白及。

甘草：反海藻、大戟、甘遂、芫花。

藜芦：反人参、沙参、丹参、黑参、苦参、细辛、芍药。

药相忌歌

硫磺原是火之精，朴硝一见便相争。水银莫与砒霜见，狼毒最怕密陀僧。巴豆性烈最为上，偏与牵牛不顺情。丁香莫要配郁金，牙硝难合京三棱。川乌草乌不顺犀，人参最怕五灵脂。官桂善能调冷气，若逢石脂便相欺。大凡修合看顺逆，炮制配剂莫相依。

程曙生曰：药之有小毒，有无毒者，因其性不相和，误用同剂，激触而成大毒，遂至伤人，况损胎乎。常宜熟记，俾勿错误，性命大事，幸留意焉。

疮毒伤胎

胎秉父精母血而成形，资母血养十个月而长大。或父母生过杨梅毒疮者，疮已痊愈，身中精血内毒气未尽。凡患疮疖，皆在皮肤肌表之间，广疮恶毒，发于骨髓血脉之内，虽愈日久，必有余毒，生子皮肤赤烂，不能养育。赤子无知，受此痛苦而殁。世人未明救法，深为可悯。或母有孕，患恶毒热疮，血分毒热，虽不比广疮之大毒，儿资母之热血而长，多患热毒癣疖、冻疮游丹等症，难于抚养。有胎二三月之时，速服消毒保胎丸，化清其毒，不独无疮疖，日后痘疹稀少，是予屡用神效之方。勿以药味平常而轻忽之，并妄增减攻伐之味，有胎非比平时也。消余毒之药，非同生广疮之时也，用者须详辨之。

消毒保胎丸

金银花八两　连翘四两　白桑皮　浙白术米泔浸，陈土炒　沙参　荆芥各三两　防风　白茯苓蒸熟　川草薢　黄芩　花粉大贝母去心，炒　当归身　甘草节各二两

共为细末，用土茯苓二斤，洗净，木槌打碎，磁罐煎浓汤泛丸。每日空心白沸汤服三钱，晚食远，又服二钱。忌茶、醋、牛肉、猪首、肝、肠、鸡、鹅、羊、鸭蛋、鲤鱼、虾蟹、蚌蛤、烧酒、鲜发、糟物。是热毒疮，不用土

茯苓，炼蜜为丸服。消清热毒，儿无灾疾。

产室避忌

《阴符经》曰：八卦甲子，神机鬼藏，八卦一阴一阳，动静配合，位列方隅，而变化生焉。甲子阳干阴支，分布五行，符契岁时而神机见焉。三才六合，动植万类，范围其中而莫能越。爻象干支则显明，极微变化则深奥，人世举动经营，造作事物，天时地利，吉凶悔吝，悉由斯肇。修造产室，日辰方向，应验如响。今将六甲胎神所占之方，造作避忌之处，世知避忌者，鲜不知误犯凶宿，轻则胎落，甚损二命。胎神占处，稽考精详，有胎孕者，究明吉凶之理，误犯损伤，皆人事之未尽，非天命也，幸留意焉。

逐年胎神所占之方 凶宿横看

凶宿禄存	文曲	血道	凶宿禄存	文曲	血道
子年兑方	艮方	壬丙	丑年乾方	兑方	丁方
寅年中宫	乾方	癸方	卯年巽方	中宫	甲庚
辰年震方	巽方	乙方	巳年坤方	震方	辛方
午年坎方	坤方	壬丙	未年坤方	震方	丁方
申年震方	巽方	癸方	酉年巽方	中宫	甲庚
戌年中宫	乾方	乾方	亥年乾方	兑方	辛方

六甲胎神凶宿所占之方，有胎者，当年忌修此方。

逐月胎神所占 不论节气

正月占床、房，二月占户、窗，三月占门、堂，四月占灶，五月占身、床，六月占床、窗，七月占碓、磨，八月占厕、户，九月占门、房，十月占房、床，十一月占炉、灶，十二月占房、床。

是月占处，忌修其物。占身、床，忌裁剪修补衣裳被席。

四季伤胎煞论节气

正二三月春季，占子午方忌修造，亦忌子午日辰。

四五六月夏季，占丑未方忌修造，亦忌丑未日辰。

七八九月秋季，占辰戌方忌修造，亦忌辰戌日辰。

十一二月冬季，占巳亥方忌修造，亦忌巳亥日辰。

日干胎神所占

甲巳二日干，占门；乙庚二日干，占碓磨；丙辛二日干，厨灶；丁壬二日干，占仓库；戊癸二日干，房床。所占之处，有胎，是日忌修造。

日支胎神所占

子午二日支，占碓；丑未二日支，占厕；寅申二日支，占炉；卯酉二日支，占大门；辰戌二日支，占鸡栖；巳亥二日支，占床。

六甲胎神所占方向，求子嗣并有胎者，忌动土修造。占物忌整理其物，不知日辰避忌，胎孕损堕，甚伤母命，详列便于择选，毋受暗伤之患。李从之云：昔有人于戊日房中钉换门斗，当夜果损身孕。慨素云：邻有王洪，癸日修房，其夜胎落妇亡。有黄允，丑日修厕，当日胎损妇亡。

程志阳曰：因迁居误于巳日，安钉门斗，次日二胎齐落。凡有胎及求子嗣者，初受胎未过月，难于自知，须防暗损，宜究所占之处，不可误修，干系甚大，切勿轻忽。就有胎者，房中挂物之钉，不可轻钉，一枚犯之，胎亦损。

日游神所在之方忌安产室

癸巳、甲午、乙未、丙申、丁酉五日，在房北方。戊戌、己亥二日，在房内中宫。庚子、辛丑、壬寅三日，在房南方。癸卯日，在房西方。甲寅、乙巳、丙午、丁未四日，在房东方。戊申日，在房内中宫。己酉日起至壬辰日出，外游四十四日，而无禁忌。

死炁日忌安产室及床、申日忌安床

正月午日、二月未日、三月申日、四月酉日、五月戌日、六月亥日、七月子日、八月丑日、九月寅日、十月卯日、十一月辰日、十二月巳日。

只论节气月之定日，是死炁日也。

胎产大法下卷

临产大法

怀胎八九个月，腹内钟鸣子啼，儿在胞中，口含母血，因母或有举臂伸高，血块脱出儿口，以此钟鸣子啼。治法用空房鼠穴土煎浓汤，调川连末三四分，服之即止；或用鼠穴土炒为细末二钱，加麝香一二厘，温酒服愈；或用大豆升许，撒于净地上，令孕母屈腰，逐粒拾起即愈。八九个月，儿之九窍百骸齐备，待天地之真炁而生。夫妇要各房宿歇，禁戒房事，恐有撞触伤动，精入血海，伤胎难产，儿多痘疹疮毒疾病。妊娠忌用热汤洗头浴身，就当暑热天气，只用温汤拭去身汗，热亦勿洗，耗散肺之真气，以免横生难产之患。要多梳头以通上气。才觉腹痛，名曰试痛，产期尚早，身宜端坐，或行或止，利于动涉，宜少卧，倦怠要眠，伸直腰腹，展舒两足，切勿屈曲交足而卧，防儿转身有碍。着人提点，莫令儿身斜插，时至自然易产。不可听信巫卜，说神道鬼，令生恐怖。若生惊恐，则母气怯，上焦闭，下焦胀，气滞不行，以至难产，服紫苏饮以调气。产房内只要二三人伴候，调和饮食起居，勿令饥渴，亦勿过饱。一应闲杂，并孝服秽浊，外来人等，杜绝勿令妄入产房。临产腹痛，必要坚忍待时，不可用力太早，儿未转身用力，催至横产，母力已竭，儿不能出，变症生焉。胎产乃天地自然之理，瓜熟蒂落，轻借人力而出，时刻未到，岂能用力催逼而生？难产皆是慌忙用力太早。假如人之大便，未下肛门，用力尽竭，尚不能出，况胎产候天时乎？儿欲产时，腰重坠痛，肚腹痛极，扶合行立，或凭物舒坐，不可因痛屈曲而卧，全要好言宽慰，性安神定，勿令忧愁。及至谷道挺进，浆水大出，胞破血下，是儿正产之候，再服催生药一二服，自然易产。腹痛切勿屈曲而眠，儿身转下有碍，时候未至，用力过早，胎未顺而横生，延至数日，人慌力竭，昏沉困苦，儿疲难出，如此者，皆人事之咎也。勿屈曲眠，勿用力早，着人侍候，勿令儿头斜插，不对产门。此三诀法，治难产神捷之方，幸勿视为轻易而自忽也。性命大事，着意参求。

凡有妇人生下孩儿，不能发声者，谓之梦生，切不可断脐带，将胞衣用火炙暖，令暖气入儿腹内。却取猫一只，以青布袋包裹其头足，妇人拿住猫头，向儿耳边，以口着力咬其猫耳，必大叫一声，儿即醒，开口发声，遂得生矣。

十月未足，腹中疼痛，或痛或止，痛亦不甚，名曰弄痛，非正产之候，或腹痛甚而腰不痛者，非正产之候。胎高未陷下者，谷道未挺进者，非正产之候。水浆未破，血未出者，非正产之候。浆水虽出而腹不甚痛者，非正产之候。遇弄痛时候，且令扶立而行熟忍，如行不得，或凭物舒坐，或安而卧，切勿屈曲交足，恐碍儿之转下，或服安胎养血药三四服，得安即止。慎勿早服催生药，及仓皇忙乱，俾产母忧恐，务令安心存养。如觉心中烦闷，用温汤调好蜜三四匙，饮之自定。勿早用力，致儿横生，母子困苦，必候儿身转下，直逼门户，腰腹痛极，眼中如火，谷道挺进，是正产时，方可用力，服催生药饵，自然易产。

产母试痛，有迟十日半月方产，全在收生老娘，访求久惯良手，见多识广，自然从容中度。倘遇初学疏狂，未达生产之理，不识正产之候，见云腹痛，便是生涯，动手试水，指甲未剪，探入产门，触破胞浆，浆水多出，风透产门，肿胀狭小，干涩难产。误早用力，令儿不能顺下，皆收生之咎也。亦有胞浆先破，恶水来多，胎干不下之时，即服四物汤，固养母血，然后浓煎葱汤放温，令人代洗产户，须要从容款曲洗，令气上下通畅，更用极细滑石末，将酥调涂，入产户里，或服乳珠丹，或服葵子如圣散。

产当盛暑之时，要令温凉得所，少穿薄衣，不可恣意开窗户而透风，用扇以取凉。风邪透入，伤胎损气，房中不可人多，热气逼袭，产母血沸而发热头痛，甚则面赤如醉，昏昏不知人事，宜服荷叶散以清之。

产冬月寒冷之时，产母经血得冷遂凝，以致儿不能生下，此害最深。若冬月产者，下部不可脱去棉衣，不可坐卧寒处，窗隙用纸糊密，房中安火二盆，常有温暖之气，产后背身向火，令脐下腿膝间，时常温暖，血得热则流散，俾子易生。倘寒入产门，脐下胀满，手不可犯，病名寒疝，服羊肉汤温散之。

产母腰腹痛极，谷道挺进，浆破血下，正是产期，儿却不出者，何也？或产母临月，屈曲而卧，令儿横下，或未提点，令儿转下斜插，不对产门，或初产交骨不开，或母体弱，血虚气怯，干涩难下，或有甘肥奉养太过，安坐不动，未用腰围束缚，儿身胖大，难出产门。经及数日，产母困苦，儿疲无力，收生老娘，察其所因，与医生酌量用药催生。如交骨不开，用龟板汤，气怯血虚，用活血调气之剂，如胖大者，用敛降催生之药，非一途而定也。

紫苏饮

紫苏茎叶　广陈皮各钱半　当归二钱　川芎　大腹皮各一钱　甘草二分

加生姜二片，水煎服。治气滞胀不行，血不活顺，生产不利便，此活血调气之剂，用长流水煎而可催生。天热夏月，用纯苏茎，忌用叶。

四物汤

当归　地黄各二钱　芍药钱半，炒　川芎八分

水煎，食前服，补养血。生熟地黄、赤白芍药，察症而用。

乳珠丹

滴乳香

研为细末，用猪心血为丸，如芡实大，飞过，朱砂为衣，或用熟水为丸，五月五日午时合更妙。每服一丸，温酒化下，或吞服，或用荷叶蒂七个，煎汤调服一丸，良久未下，再服，其验如神。若胎横逆不顺，先服百灵散，再服此丹催之，胎衣不下者，服此便下。

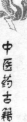

葵子如圣散

黄葵子炒

研为细末，临危难产，温酒调服三四钱。

荷叶散

干荷叶　生地黄　牡丹皮各三钱

水煎服。治炎天盛暑，临产二三日，面赤大热，其脉虚疾而大，或恶露不行，败血攻心，狂言叫呼，奔走不住。如恶露攻心不下，煎药调生蒲黄二钱服，恶血即下，遂安。

羊肉汤

当归二钱　陈皮五钱　生姜一两，切

用水三大碗煎熟，滤去渣，加熟精羊肉四两，酒一钟，同药汤再煮烂，加些少葱盐，食羊肉饮药汤。治大寒入于产门，小腹疼痛，手不可犯。此名寒疝，服此散之。

大凡生产，自有天然时候，未见时候，非药可催而生，必候腰腹痛甚，胎陷下，浆血破，不得已再服催生之药。切不可坐产早，勿令收生老娘妄乱动手，自然容易。

催生方法

用和血调气药，以流通气血。用滑药，以滋润涩滞。用苦味，以驱逐闭塞。用香味，以开窍散结。气滞者，调和行气。胞浆先破，产母疲困者，固养其血。童便消瘀血而下降，酒活血而通络，醋收敛以下降。

佛手散 又名芎归汤

真川芎 一钱　当归 三钱

用长流水煎熟，加酒一小盏，见血方服。如无长流水，用水贮缸桶内，将木棍出怀，顺搅百余下煎药，未下再服。朱丹溪云：催生只用此散，最稳当，又效捷。如气不顺，加炒枳壳或苏梗。

阿胶汤

好阿胶 三钱，炒　滑石末 五钱　黄葵子 五钱，炒

用长流水煎，去渣服。治横产倒生者，未下再服。天寒，滑石减半。

凡漏血胎干，难产痛极者，前葵子如圣散，并进三服。良久，腹中气宽，胎滑即产。催生须正产，候血下，方可服。

柞木饮子

大柞木枝 长尺许，一大握，洗净，切片，生用　大甘草 五寸，剉五段

用新汲水五大碗，同入新磁瓶中，用纸三重封紧，文武火煎至减半，令香熟，候胎正产时，方可温饮一茶杯，便觉心下开豁，如渴，再饮一杯，至三四杯，下重便生。治难产或横或倒，死胎烂胀腹中，此方神效。

百灵散

百草霜　白芷 不见火

二味等分，为细末，研匀。每服二三钱，用童便加些少米醋调如膏，沸汤服下。一方用童便加酒调。治逆产生疲胎。不过，再服即产。

石燕丹

滴乳香一钱

为细末，用长流水入醋少许，煎沸，候正产时，令产母两手各握石燕一枚，勿放开，将沸汤调前药，喂产母服，须臾便生而无痛楚，捷效神方。

兔脑丹

兔脑髓一个　母丁香一钱　麝香三分　乳香二钱五分，好者

腊月制合，将三香研为细末和匀，用兔脑去皮膜入药，共捣为丸，如芡实大，阴干，油纸包固。每服一丸，温汤送下即产，儿手握药出，待正产时方可服。

益母丸

益母草六月采，晒干

不拘多少，去老根为细末，粗渣用铜器煎熬成膏，加炼蜜为丸，每一丸二钱。临产沸汤嚼下一丸，能除产后百病。产后多服，最益产母。

如圣散

紫苏二钱　当归三钱

待正产时候，用长流水煎服。如无流水，以木顺搅百余下用。天热纯用苏梗。

又方

紫苏煎汤，调益元散服之，即产。紫苏散寒调气，天热忌服。滑石利六腑之涩结，天寒禁用，要辨之。

无忧散

当归_{六钱} 川芎 白芍药_炒 木香_{不见火，磨入药} 枳壳_{盐水炒} 甘草_{各一钱} 乳香_{另研} 头发灰_{各七分，存性}

长流水煎，去渣，入乳香、发灰末，调服。正产时候方服。治胎胞气逆，临蓐难产，血不活顺。

胜金散

王不留行 酸浆草_{死胎，焙用} 白蒺藜_{去刺} 五灵脂_{行血，生用} 茺蔚子_{等分}

共为细末，每服三钱，用长流水，入白花刘寄奴子一撮，煎去渣，调末药温服。治难产，逐败血，逆则转正而顺生，子死腹中膨胀，胎软宽即产，大效。

神母散

云母粉_{五钱}

研极细，温酒调服。治难产经日不生，产母疲困，入口即产，万不失一。

半夏汤

半夏曲_{五钱} 大黄_{三钱} 肉桂_{一钱} 桃仁_{十四粒，炒，打碎}

加生姜二片，水煎服。治难产，胎血干而不能下。先服四物汤二三服，再服半夏汤。此汤破血推下，性猛伤胎，如不得已而用之，以备救急，非良剂也，万勿轻试。

如圣膏

蓖麻子七粒

去壳，细研成膏。遇难产经日，或胞衣不下，兼下死胎，切勿仓惶用早。以此膏涂产母脚心，少刻胎则下，速洗去，如洗迟，即肠出，用此膏涂顶，肠缩入。

遇仙丹

蓖麻子十四粒，去壳　朱砂另研　雄黄各钱半，另研　蛇壳尺许，烧存性

为细末，用粳米粉打糊和丸，分为二丸。临正产时，先用椒汤淋渫脐下，次安一丸药于脐中，用蜡纸数重覆药上，阔帛束之。儿头坐下，急取去药，一丸用三次。

立圣丹

寒水石四两，半生半煅

加朱砂，共研为细末，如深桃红色，每用三四分，井花水调，如薄糊，以厚纸剪如杏叶大，摊贴脐心，候干再易，不过三上便产。治横逆恶候，产难危急，死胎不下，并治神验，此方稳当便易。

神验散

催生用之殊效，灵妙之理，人所难通。将临产时，令人路上寻破草鞋一双，取耳烧灰存性，温酒调下三钱，得左足者男，右足者女，覆者胎死，侧者有惊，果是神奇，

用此送催生丸更妙。志阳子曰：阴阳之理，莫逃乎数。

交骨不开

交骨不开，初产最多，与产门不开，皆由元气素弱，胎前失于调养，以致血气不能运达而然。交骨不开者，阴气虚也，宜服龟板芎归汤。

龟板芎归汤

败龟板一枚，酥炙　当归各三钱　川芎　头发灰各钱半，烧存性

共一服，长流水煎服。如人行五里即生，倘胎死亦下。前乳珠丹，温酒吞一丸，能开交骨神效。

败龟板者，古人用灼过废弃，为败龟板，爱惜物命之意。后人谬妄云：自死龟为败。且龟多寿，性灵无伤不死，就有跌打撞伤死者，岂能待死即收耶？或在水中湿地，内中烂肉，浸壤其性。本草云：龟板伤湿坏者，误服损人。且撞打死者，与杀何殊？《日华子》云：灼过龟板，为泄天机。龟性本灵，岂得灼乎？未达爱惜物命之理，杜撰见解。

诸产逆证

横产又名讨盐生

横产者，儿先露手，或先露臂，由产候未至，用力太早，儿身未顺，用力一逼，遂至身横不能生下。令产母安然倾卧，收生老娘连推儿手，若迟缓手出，见天气即大难入。或用花针，将儿手掌肉刺三五下，用生盐些少涂刺处，

手疼自缩，因缩推入，令入直顺，渐渐逼身，以中指摩其肩，推上正之，或以指攀其耳而正之。须是产母仰卧，然后推儿直上，徐徐推正，候儿身正，即服催生药助之，方可用力生下。

倒产 又名脚踏莲花生

倒产者，产母胎气不足，关键不牢，儿未转身，用力太早，催逼直下，先露其足。令产母仰卧，收生老娘推其足进去，产母不可分毫用力，心定勿惊，缓缓候儿自顺，时至便生。

妊娠欲产时，不肯舒伸行动，忍痛，曲腰而眠，儿在腹中，不能顺转，产时用力，故脚先出，谓之倒产逆生。收生老娘，照前推上，即服蛇蜕散。此倒产因屈伸所碍，儿力已疲，与前用力太早不同，迟延长久，母子不救。

蛇蜕散

乌蛇蜕一条　蝉蜕十四枚　头发一握

并烧灰存性，研为细末，分二服，温酒调服，连进之。令产母仰卧，少顷，或用小针于儿脚底刺三五下，用盐少许涂刺处，脚痛上缩，借缩推正，即时顺生，母子无危，临产辨察。

又蛇蜕散

金蛇蜕一条　蚕故纸一张

二味入新瓶内，盐泥封口，火煅存性为细末，煎乳香、榆白皮汤，调服一钱，二服出。

中医药古籍珍善本

胶葵汤

阿胶炒　黄葵子研　滑石研细,各减半　酥各一钱五分

水煎,分二次服。治儿横产倒产,先露手足,未下再服。

一龙丹

伏龙肝即灶心土,多年红者佳

一味研为细末,温酒调服一钱。治胎横逆不顺,子死腹中,其婴儿头带出。

偏产

偏产者,儿身未正,产母用力逼下,又名斜插,致令儿头偏拄左腿,或偏拄右腿,故头难露,偏拄一畔,不能生下。令产母仰卧,次令收生老娘,轻轻推儿近上,以手正其头,令儿头顶端正,然后令产母用力一送,即便生下。若是头后骨偏拄谷道,只露其颅,令收生老娘,以绵衣烘温裹手,于谷道外方,轻轻推儿头端正,便令产母用力,送儿生下,是用力早也。

碍产

碍产者,儿身已顺而露正顶,不能生下,盖因儿身回转,脐带扳其肩项,以此露正顶而不能生。当令产母仰卧,收生老娘轻推儿近上,徐徐引手,以中指按儿肩项,扒开脐带,仍须候儿身正顺,方令产母用力一送,儿便生下。非历练收生良手,恐有差误。

坐产

坐产者,儿将欲生,其母疲倦,不肯立行,久坐椅褥,抵其生路。急于高处,系一手巾,令产母以手扳之,轻轻屈足,高椅靠坐,令儿生下,非坐在物上也。

盘肠产

盘肠产者,临产,母肠先出,然后儿生,产后肠不收入。其法以盆着温水盛其肠,令产母仰卧,与说不妨,以安其心,用好米醋半盏,新汲水七分,和匀,噀产母面,一噀一缩,三噀收尽。程志阳曰:天寒不宜用此,或以背侧打一下,猛省而收。亦非良法。

又古方

蓖麻子仁四十九粒,研涂产母头顶上,肠即收入。宜急洗去蓖麻子,勿迟缓,恐肠与瘀血上冲也。

又方

其肠若干,用磨刀水少许润湿之,用磁石煎汤饮之,即收上。磁石须阴阳家用有验者,方效。若以水噀母面之法,不得已而用之,恐惊则气散,非良法也。

又方

产后肠不收,用香油五斤,煎熟盛盆中,候温坐油盆中,约一食时,以皂角末吹入鼻中,喷嚏立上,妙。

又方

产后肠不收,用半夏为细末,搐入鼻中,肠即上。

又方

产后肠不收,以大粗纸捻蘸香油,点灯吹灭,以烟熏产母鼻中，肠即收上，未收再熏，自然收上。

又方

肠出，盛以洁净漆器，浓煎黄芪汤温浸之，即上。

又方

产后肠不收，用枳壳煎汤温服，良久即收上。

程曙生曰：人为万物之灵，并列三才之位，合乎天地，法于阴阳，生身之初，自有天然时候。诸般横逆恶产，皆误用力太早，腹痛曲腰，坐卧不肯行立，碍儿转身，悉是自取灾咎。催生之药，正产方服，仓皇服早，打伤胎落，非天然也。疑似之际，只服佛手散，活血最稳。

下死胎法

难产热病，胎死腹中，或因颠扑，从高坠下，或房事惊搐，或临产惊动太早，触犯禁忌，或产时未到，恶露先下，经血已尽，致胎干子死，儿身坏冷，不能自出。但视产母面赤舌青，是胎坏也。面青舌赤，母死子活。唇舌俱青，口吐涎沫，子母俱毙。又有双胎，一死一活，服前分胎丹参汤。

济生散热剂

熟地黄　当归　生蒲黄　赤芍药各一钱　肉桂　军姜去
皮　百草霜另研，和服　甘草各七分　小黑豆五十粒

米醋三分，水七分煎。分二次温温通口服。

又法

胎在疑似之际，且饮佛手散，水酒合煎，二三服探之，若未死，子母俱活，若胎已死，立便逐下。的知胎死，先

服此药，未下，服香桂散，须臾如手推下。

香桂散

桂枝三钱　麝香当门子一个

共研细末，温酒服。须臾，死胎如手推下。此方与济生散性热，天炎火体，酌量服之。

又方

桂末一钱

胎死腹痛，童便调下，名救苦散。

大腹子饮寒剂

大腹子　榆白皮　赤芍药各一钱　当归　滑石末　葵子各七分，炒研　瞿麦　茯苓　子芩天寒不用　甘草各五分

水煎温服，治胎死腹中不出。

又方

朴硝五钱，研细，温童便调服。胞衣不下，亦可服。

又方

辰砂，水煮四五沸，为细末，温酒调服钱许，立出。

千金方

黄葵子，炒研为细末，温酒调服三四钱，若昏迷口噤不开，格口灌之，药下死胎即出，产母即活。

又方

榆白皮煮汁饮二三服，下死胎，或母疾欲下胎。

回生饮

治子死腹中，半生不下，或半着脊骨，在草不产，血

气上荡母心，面无颜色，气息欲绝等症。

猪脂八两　白蜜四两　醇酒一斤

三味共煎，分二三次温服，如不能饮者，随量服，或减些酒，加水煎。

一字神散

治死胎不下，胞破不生。此方救人无量。

鬼臼，黄色者去毛，研为极细末，不用筛罗，以手指捻之，每服二钱，酒煎，通口温服，但有毒之药勿轻用。

神龙散

全蛇蜕一条，香油灯上烧研　麝香少许

共为细末，童便酒各半，调服即下，治死胎胞衣不下，临产危急。

杨氏方

治月数不足，子死腹中，母欲闷绝，胞衣不下。

黑豆三升

醋、水各半，浓煎豆汁，顿服立效。

又方

子死腹中不出，用黄牯牛粪，热涂母腹上，立出。

又方

牛屎炒热，入醋半盏，用布包熨于脐腹上，立下。

牡丹丸

生子下血过多，子死腹中，憎寒作冷，指甲带青，面色黄黑，胎上抢心，闷绝欲死，冷汗自出，喘满不食，或食毒物，误服草药，伤胎下血，胎若未损可安，已死即下，胞衣不下，瘀血上冲，腹中死胎危险等症。

牡丹皮　白茯苓蒸　赤芍药　桃仁去皮、尖　桂心各等分

共为细末，炼蜜为丸，如弹子大，每服一丸，细嚼，淡醋汤送下，连进数丸大效。此方平和稳当。

至稳方

死胎不出，以此下之，用苍术、厚朴、陈皮、甘草各钱半，为一服，酒煎服，再进一服，次研细朴硝二钱，用童子便调服即下。朴硝、童便，亦治胞衣不下。

夺命丹

蛇蜕一条，入罐内煅　金银箔各七片　头发灰二钱　蝉蜕烧灰，一钱　千里马寻左脚旧草鞋洗净，烧灰，一钱　黑铅三钱半，熔化水银七钱半，共搅，炒粉细研　乳香五分，研

共为细末，雄猪心血为丸，如梧桐子大。治胎死腹中，胞衣不下，昏倦。温汤灌二丸，或化开灌救。

又法

胎死腹中，用生炭火三四大盆，好醋三四斤，将火盆架于桌上，令二人扶产母立于火边，以醋喷火，气上冲母鼻，火减即换一盆，如此三四度，死胎自敛脱下，绝妙神方。半夜子时，阳升阴降，胎更易下。

千金神造汤

有两子，一死一活，服此死者出，生者安。

中医药古籍珍善本

蟹爪一升　甘草二两　阿胶一两，炒

用东流水一斗，煮蟹爪、甘草得三升，滤去渣，入阿胶令化，分二三次服。若妊母困倦，仰口纳药，入喉即活。药向东方煎。

下胞衣法

胞衣不下者，母生子讫，败血流入胞衣中，为血所胀，故不得下。治之稍缓，腹中胀满，上冲心胸，疼痛喘急，必致危殆。急服逐衣中败血之药，或附子夺命丹，血散胀消，胞衣自下。儿已产出，胞衣不落，谓之息胎，由产初用力，儿出已疲，不复有力，产胞经停之间，而外冷乘之，则血道涩，故胞衣不出。急用方药救治，不妨于儿。所奈者，胞系连儿脐，胞不出，即不能断脐浴洗，冷气伤儿与母，两者俱病。曾见天寒严冻之时，生产不知法度，胞衣不下，不能断脐，待候长久，母子寒冻而亡。嗟乎！非丧天命，皆人事之未尽也。古法胞衣不下，迟缓恐伤儿损母，若断脐带，胞衣上冲，母即危殆。用物换下儿法，其物约重一二斤许，有孔窍者，将粗阔绵带穿入物窍，带上结紧，以脐带夹于绵带中，用好粗线将绵带脐带总缚坚固，即断脐带，抱儿安顿产母，儿血不潮于胞中，胞气外出而即下，须令产母安心靠坐，切勿卧下，延数日不下，亦无害也。最神妙稳当之法。收生老娘，亦多忽略不用。

附子夺命丹

治产母胞衣不下，胎死腹中，败血疼痛。

熟附子五分　牡丹皮一两　干漆二钱五分，打碎，炒烟尽

共为细末，用好醋一升，大黄末一两，同煎熬成膏，和末药为丸，如梧桐子大。温酒服下五七丸。

芎归榆白汤

治胎衣不下，或子死腹中。

川芎　当归各五钱，焙　榆白皮一两

共为细末，每服三钱，煎生地黄汁，和酒温调，食前服。

牛膝汤

治胞衣不下，死胎不出，脐腹坚胀，急痛杀人。

牛膝　瞿麦各四钱　当归三钱　通草　滑石八钱，打碎末　葵子五钱，研

共用水煎，分二三次服，神效。

千金备急丸

治产后恶血冲心，胞衣不下，腹中血块。

锦纹大黄二两，为细末，用一两同醋熬如膏，加干大黄末和丸，如梧子大，温醋汤吞五丸七丸，恶血即下。

便易方

治胞衣不出，腹胀冲心则杀人，宜速调治之。

黑豆三合，炒熟

用醋、水各半煎，二三次服，酒煎亦可。

又方

鸡子一枚

醋一合，顿服，和饮之，胞衣立出。

又方

红花一两

酒煮浓汁二次，服之，胞衣即下。

又方

皂角刺烧为末，温酒调服一钱，胞衣即下。

又方

灶突中土三指一撮为末，温汤服之，胞衣自下。

一法

欲产时，先脱所着衣以笼灶，易产，胞衣亦易下。

一法

取夫单衣盖井上，胞衣立出。

一法

取用旧饭箩底截，烧焚天井中，胞衣即下。

产后调理

生产之后，母多疲倦，上床叠褥靠住，静定安神，竖膝而坐，未可伸足，调和饮食，勿致饥渴。最要紧者，切勿卧倒，恐有败血上冲，伤人甚速。遮围四壁，勿令风邪侵体。或用生炭火，将醋烹火熏母鼻孔，最能降下败血。或烧漆器熏之。煎益母草汤与饮，如痛中、儿枕痛，加些山楂肉，痛即止。天时寒冻，或炒砂仁汤、吴茱萸汤。如卧下，高枕仰卧，不可侧身而卧。如此三日，以防血冲血晕。如有冲晕，温酒和童便饮之，大效。酒能活血，不可多饮，防体虚不胜而昏眩。宜白米粥，鸡蛋调养。勿食诸荤腥。避风邪，勿食寒饮冷，忌服凉药，防败血凝结，而成终身之患。过十余日，食羊肉、猪蹄、腰子、肚肺以调养之。却七情，寡言语，勿思虑，慎寒暑，不可梳头洗足。产母百日为期，月内尤要谨慎。不可刮舌擦牙，恐致气动血逆。须令老成伴宿，恐致虚惊。不可房中煎药煮粥，热气冲犯。产后勿犯微毫，成病重如山岳，百日方可会合，不戒恐成虚怯，而多疾病。凡产后气血暴虚，有血冲、血晕、惊风诸症，调和气血为主。虽感风邪，切忌发散。一切攻伐寒凉之药禁服。白芍忌服，伐其生发之气。治其症药，兼二三味可也。

清魂散

治产后血晕血冲，惊风发热，眼花神乱，甚者口噤气冷，昏迷不省，未究病源，误认风邪，发散即损。

泽兰叶三钱　荆芥穗一两　川芎五钱　甘草二钱

共为细末，白沸汤和酒些少，调服一二钱，急灌之，下咽眼即开，气定即醒。或煎服，照分两配料四五钱，用水煎数沸，入酒半盏，去渣温服，不可多煎，气散少效。

古方

有人参二钱半，初产断不可服，旬日少用可也。

保命荆芥散

治产后风虚血晕，精神昏昧等症。

荆芥穗一两三钱　桃仁净，五钱，去皮、尖、双仁，炒

为细末，熟水服二三钱，若微喘，加杏仁净，炒、甘

草各三钱。

又方

治产后血晕神效。

用荆芥穗，晒干为细末，用童便调服二三钱。

上①三方，荆芥为君，皆散产后惊风感邪，佐以消瘀血降下之药。产后血虚，感风邪即入于内，荆芥散血分之邪，服之不过二三剂而已。如不昏晕，身不热者，勿轻服之。虽感寒邪，切忌发汗表散之药。血分大虚，保气为主，妄服发散，下咽即危，人之气血两败，何由而生。性命大事，用药着意详察。

归元汤

治产后去血过多，或临产用力倦，闷晕不省。

当归四钱　川芎二钱

水煎，食前服。如腹中气血刺痛，加酒炒延胡索。儿枕骨痛，加山楂肉。心下停饮，加茯苓、生姜。烦渴，加去心麦冬。不得眠，加炒熟枣仁。

广济方

治产后血晕心闷，不知人事，言鬼神而欲绝。

丹参二钱　赤芍药　甘草各三钱　生姜汁　好蜜各半盏　生地黄六两，切片，用滚汤泡捣烂，布绞汁

用水煎，前丹参三味，去渣，将蜜并二汁和匀，分二三次服。

---

① 上：原为右，今改，后不复注。

来苏散

治临产用力太过，气血晕闷，不省人事。

木香_{不见火，磨汁入} 神曲_炒 麦芽_{炒研} 广陈皮 赤芍药 阿胶_{蛤粉炒} 生姜_{炒黑，各一钱} 糯米_{一小撮} 苎根_{洗，钱半} 甘草_{炙，二分}

古方有黄芪，非新产所宜服，或产后五七日，气怯面白者，酌量而加之，作一服，水煎。晕昏者，开口灌之即愈。此调气和里之剂。

又方

产后败血攻心，或下血不止，心闷，面青身冷，气欲绝者，新鲜羊血一盏，饮之大效，日三服。

又方

产后忽冒闷，汗出不识人者，暴虚故也。

鸡子打破生吞之，二三枚便醒。或破于滚汤中，一沸食之，亦可。未醒可与童便一钟服之，甚效。若产后去血多者，又增此疾，与鸡子不醒者，急作竹沥，少和生姜汁服之，须臾不定，再服，频与三五服自瘥。

斑龙散

治产后瘀血不行，虚火与血上冲眩晕者。

鹿角烧灰存性，研极细末，出火毒，用童便和酒调灌下，一呷即醒，行散瘀血而降下。

灵脂散

治产后血晕，昏迷不醒，冲心闷乱。

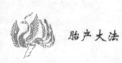

五灵脂二两，一半生，一半姜汁炒

共为细末，每服二钱，温酒调下。如口噤者，挖开口灌之，入喉即愈。一方加荆芥细末一两，和匀，童便调服二钱。如血行不止，用当归酒煎去渣，加童便调服，降散瘀血之剂，有风加荆芥末。

复未散

治下胎，或产后败血冲心，昏闷已死。

郁金烧存性，为细末，每服二钱，温醋调灌之，即活。

夺命散

治产后血晕，败血入心，语言颠倒，健忘失志，及产后气血攻痛，胸腹不调诸症。

没药箬炙　血竭等分

共为细末，胎才产下，即用童便淡酒各半盏，煎一二沸，调下末药二钱，良久再服，恶血自下行，无停瘀上冲之患。白滚汤调服亦可。

红花散

治产后血昏血晕血崩，及月经不匀，远年干血，败瘀血滞，经脉不调，一切血分等症。

红花　干荷叶　当归　牡丹皮　炒蒲黄等分

共为细末，每服五钱，酒煎，和渣服。如胎衣不下，榆白皮煎汤，调末药五钱服。

二汁膏

治产后血晕，心神闷乱恍惚，如见鬼神。

生益母草汁_{钟半，如无根亦可}　生地黄汁_{一钟，或干生地水浸软捣} _汁　童便_{半盏}　鸡子清_{一枚}

将二汁煎二三沸，入童便，再入鸡子清，和匀服，如无生者，或用益母草一两半，干生地一两，俱咀片，用冷水浸出汁，煎三五沸，滤清二钟，再入童便，再入鸡子清，和匀服，大效。

熏鼻方

治产后血晕，败血上冲，全然不省人事，口噤危险者，汤药不能入咽。用有嘴磁瓶一个，切韭菜一握，入瓶内，先扶病人端坐靠住，煎滚热醋入瓶内，便密扎紧瓶口，以瓶嘴对产妇鼻孔，令醋热气透入，醋冷再炙热，两边鼻孔俱熏。因败血冲心，故有此症，韭散血中之滞，醋有敛降之功。仓忙之际，就用盛器生炭旺火，以韭菜浸醋，加火上熏鼻，大效。

恶露不下

夫恶露不下者，由产后脏腑劳伤，气血虚损，或胞络挟于宿冷，或产后当风取凉，风寒乘虚而搏于血分，壅滞不宣，窒结而不下也。大法活血消瘀，和散而降下。

荷蒂散

治产后三四日，败血滞结，恶露不下。

荷叶蒂_{七枚}　生地黄_{三钱}　红花_{五分}　生蒲黄　桃仁_{去皮、} _尖　山楂肉　丹皮　当归尾　赤芍_{各八分}

加生姜三片，水煎三五沸，食前服，切不可多煎。败血风冷，滞结不下，为害不小。腹痛，加酒炒延胡索。气滞，加乌药、泽兰叶。体寒天冻，少加吴茱萸。

蒲黄散

治产后恶露不下，腹中疼痛，心神烦闷。

生蒲黄　生地黄　刘寄奴　桃仁去皮、尖，各钱半

加生姜二片，用干荷叶二两，煎汤去渣，煎前药三五沸，加童便一盏，去渣，食前热服。多煎熟，即不效。

没药丸

治产后恶露方行，而忽然断止，骤作寒热，背腹百脉，痛如锥刺，由寒热不调，恼怒气滞，壅遏恶露。

归尾二两　丹皮　赤芍　泽兰叶各一两　桃仁去皮、尖，炒
红花　嫩乌药去皮　没药箬炙，各五钱

共为细末，另研桃仁没药和匀，醋糊为丸，如豌豆大。每服一二钱，醋汤下。天寒冷，加桂心八钱。

血行不止

产后恶露行不绝者，由产后伤损筋脉，或分解时，恶露未尽，积滞腹中，挟风冷之邪，故恶露淋沥不绝也。

四物汤

治产后血行不止，眩晕昏沉，血虚宜补之。

归身二钱　生地黄二钱　炒芍药　川芎各七分　黄荆子炒黑

存性，研，一钱

水煎，食前服。忌食生冷性热物。

续断汤

治产后旬日，恶露不止。

续断二钱　熟地黄　当归身各一钱半　炒芍药　川芎各六分
阿胶蛤粉炒　蕲艾灰各四分，酒拌炒存性

水煎，去渣，食前服。如热，加竹茹五分。

神功散

治产后亡血过多，心腹微疼，然后血下，久而不止。亦治年深赤白带下，诸药不愈者，服之大效。

贯众全一个

用醋浸，慢火炙令香熟，切碎为细末，空心食前，米饮调下二钱。

丹参汤

治产后落胎，去血过多，或血行不止，倦怠昏迷，不知人事，或食即呕吐，血液枯耗，燥渴之甚等症。

丹参一二两

煎汤频与服，少刻神定，或寐，任其自然，诸症渐除。丹参补心，心主血，生新血而消瘀血。切忌醋。

牡蛎散

治产后恶露淋沥不绝，或赤白带下，心闷短气，头目昏重，四肢倦怠，烦热饱胀，食少面黄。

牡蛎煅，为末　龙骨煅，打碎　熟地黄　茯苓各一钱　归身
续断　艾叶酒炒　沙参各七分　地榆去梢，醋炒黑　川芎各五分　甘
草三分　北五味九粒，打碎

加生姜二片，大枣肉一枚，水煎，食前服。脱者涩之。

广济方

治产后恶血不绝，崩漏不止，腹中绞痛，气息喘急，
治蓐中三十六疾，亦治平常血崩经漏。

头发烧存性，一两　阿胶蛤粉炒　代赭石煅透，研飞　干姜各二
两，炮黑　马蹄壳一个，烧　生地黄四两　牛角腮醋炙老黄色，四两

制净，共为细末，炼蜜为丸，如梧子大。每日空心，
清米饮服一钱五分，晚食前，又服一钱五分。

豆淋酒

治产后犹有余血，或有水气者，能散外邪。
黑豆三升　好酒十二斤

将豆炒令烟尽，入磁坛内，以酒淬之，窨二三日饮。
调和血脉，治内伤身疼腰痛。

产后之病，杂症最多，不能悉录。古语云：百日产母，
月内尤要谨慎。今将胎前产后，养血调经，细微详论，至
于诸症，与日常一样调治，惟月内服药，或感风寒外邪，
切忌表散。产后血分大虚，仅存元气以生，若误发表，散
去元气，立见危殆。屡见医家不悟其理，妄散杀人，学术
未精，自召恶报，可不慎察。如感风邪，用当归、川芎、
荆芥穗，以清血中之邪为主，佐以他药，最为稳当。不可
服白芍寒凉之药，伐其生气，血凝不运。勿服参、芪补气，

血分大虚，妄补其气，胀滞不宣，或气分虚而有是症，量用之可也。

新产之后，血耗体虚，虽有诸种病症，汗、吐、下三法，皆禁勿用。至于寒凉燥热，峻利攻伐，金石偏悍之味，悉宜忌服。以身虚弱，肠胃难受。胎前产后之药，详察而用之。

抚养须知

婴孩落地，若无他故，就宜断脐，脐带中多有虫，急剔拨去，不去入脐成疾。胞衣不下，用物代换坠之。有因难产，或母病，或冒风寒而垂危者，切不可便断脐带，急烘热棉絮，包抱怀中，即以胞衣置炭火上烘热，更用大纸捻于脐带上，往来撩之，使暖气入腹，须臾气复自苏，稍定再断脐带。如此者，尤戒洗浴，恐腠理不密，元气发泄而外邪乘之也。脐窍通母之呼吸，先天真炁，由此而入。丹田乃生身之根，性命之蒂。古云：用齿咬断脐带最好，为无冷气也。岂知齿垢最毒，浊秽谁人肯咬，布裹脐，亦难咬断。孙真人曰：婴孩脐风，恶候多方，不能救治，殊为可悯。婴孩出胞，初见风日，最怕者寒冷凉天，必要棉衣包暖。古云：婴孩无六个月，因用冷铁剪刀断脐，寒气入于丹田，伤损命府，非药可愈。环唇黧黑，撮口不乳，其症可以预防。产室门窗户隙，预先糊密，神动风生，亦要防慎。剪刀火烘，恐其大热，将生产时，以剪刀抱入怀内温之，待断脐取出，不冷不热。断脐带略长些，缚脐必要扎紧，丹田真炁不泄，多寿少病而不遗尿。用红袖绢角，蕲艾烧灰存性，研为细末涂脐。如潮湿，加枯矾少许，即将柔软。新棉方四五寸，厚半寸，用帛裹护脐上，亦免吐呃①。更换衣裳，须要闭户下帐，防避风冷侵体，永无脐风之患。婴孩落地，口含秽血，仓忙最难挖去，啼哭出声，血即咽下，此是胎毒，至生诸疾，急服化毒丹，消下胎毒恶血，月内无病，日后不生疮疖，痘疹稀少。夫痘疹者，因胎毒轻重而发，其毒外结为痂，是以终身一度无毒，不复传染。婴孩胎粪已出，腹中空虚无物，若不开乳，必饿而亡，切不可饿到周日，在母腹中时刻食血，下窍未通，食无便溺，母血虚少，胎损而落，此可征矣。今胎粪已出，不与开乳，不死亦病。因世讹传婴孩饿二三日开乳，聪明无病，不知谁氏造此诬言，流毒后世。痴愚之人，坚心笃信，屡见饿一二日，啼哭声哑，不能吞乳，饿死甚多。赤子何辜，既得人身，千难万难，复被饿死，抑何冤哉！生之则为父子深恩，杀之则是仇雠②孽债。如此所为，是逆天也。

生产儿已落地，胞衣不下，人去扶持产母，以候胞衣，不意儿之头面向里，及胞衣下，瘀血淋于儿之头面，儿食瘀血，待断脐后，儿已声哑，不能啼哭，请予医治。此乃瘀血窒塞咽喉，艰于用药，以化毒丹磨服，消其瘀血，服二丸瘀下，啼哭出声，一日夜，共服十丸，胎粪多出，便能吞乳。日后不生疮疖，痘疹稀少，医者意也，因时制宜，斯无误矣。

婴孩落地，一块嫩血，脏腑未成，筋骨未定，无邪无

---

① 呃：音 xiàn，泛指呕吐意。
② 雠：音义同 chóu。

病，非经非穴。用艾火妄灸顶门，及身他处，烧损经脉，灸枯生气，终身大害，有何益哉？或因天寒难产，儿伤寒冷，面青不能啼哭，用小艾火灸其脐带，以暖丹田，温中散寒可矣，亦勿多灸。《圣惠方》云：儿生一宿，抱近明无风处，看脐上有赤脉直上者，即于脉尽头，小艾灸三壮，赤散无患矣。婴儿脆嫩，亦勿多灸。

浴儿：生下三日、五日、七日，用桑、槐、榆、桃、柳枝条叶，共一大握，或加益母草煎汤，或用防风、荆芥、紫苏、甘草煎汤。天热，加黄柏、苦参煎汤，加猪胆汁二三个，和汤浴儿，不生疮疥。要看天时，汤须不冷不热，于无风密室浴之，勿浴长久，谨防水湿伤脐，可免脐风脐疮等症。或用清油发灰，涂于脐上。浴讫，以软帛拭干，用粉磨之，或用光粉及蚌蛤粉，将火煅透，研极细末，扑儿身上。《吉纪用经》云：浴儿寅、卯、酉日上吉，值壬午、癸未、丁巳三日大凶。倘不能遇上三吉辰，亦勿犯下三凶日。再忌立春、春分、立夏、夏至、立秋、秋分、立冬、冬至，俱值节前一日，为四离四绝，大凶恶日，百事避之则吉，亦忌值建破日。古剃胎头，皆用满月之日，如遇四离四绝凶日，并建破丁日，俱宜避忌，前后一日剃之则吉。用汤水沐洗儿头，谨防滴水入耳内，恐患停耳之疾，湿烂流脓甚者，令耳聋废。数日前用扁杏仁二十粒，滚汤炮去皮、尖，切片晒干，研为细末，厚纸包压去油，入真汞粉二三分，研细和匀，入麻油些少调，搽擦儿剃头处，不生疮疥。平时剃头，用此搽头亦好。未剃胎发，不可抱出房门，胎发不净，触厌家堂灶神，儿多疾厄不安。

藏胞衣法：乃先天之祖炁而结生，身之根蒂，收藏如法，免儿灾疾夭折。用水洗净，勿令沙泥草污，纳铜钱一文在胞衣中，入新磁瓦瓶内，用青布裹瓶口，收扎紧密，置床下，便益不动之处，令儿安康长寿。要埋藏胞衣者，择向阳高燥僻静之处，入地三尺深，瓶上土厚一尺七寸，须坚固筑实，不可藏于山林路途，深水污地，社坛神庙，灶旁井边等处。藏胞不祥，多召灾厄。若收不紧密，被人盗去，及猪狗禽鸟虫蚁食之，儿多灾疾夭寿，此最要慎之事。勿用反支之月，谓下地支上克天干也。甲乙日生，用丙丁日藏胞衣。丙丁日生，用戊巳日藏。戊巳日生，用庚辛日藏。庚辛日生，用壬癸日藏。壬癸日生，用甲乙日藏。宜用天德月空处藏埋，正月天德在丁，月空在壬，各月照通书选择。

服脐带法：用本儿下落脐带，新瓦上焙干燥为末，加川黄连、甘草末各五分，和匀，蜜拌，做三五次，涂乳母乳头上，俟见儿吞之，必使一日夜吞尽，次日恶毒皆从大便而出，日后不但痘疹稀疏，竟有不出痘者。俟脐带落下，即便制服，在六七月之间为妙。此法解胎毒，补元旡，生一儿则得一儿，真抚育保生第一良法。

初生化毒丹

江西淡豆豉晒干，磨为极末二两　　**川黄连**酒拌炒，夏月并有胎热，一钱五分，春秋月八分，冬月不用　**粉甘草**去皮，三两，磨极细末一两，入药余二两，熬成甘草膏

和前三味，加炼蜜，为成锭子，每重一钱，晒干收芽。儿出胞断脐后，即用百沸汤擂化一锭，将清汁与服，碗底粗渣不用停，少刻又服一锭，一周，日服四五锭。胎毒尽

化下，日后痘疹稀少，疮疥不生。此乃神效之秘方，刊出以救赤子。世之望子嗣者，何不注意预防。生身必有灾厄，为父母者，勿轻忽也。莫待痘疹重险，祈神求医，心慌费财，江心补漏，更有何益。服化毒丹，俟胎毒化而黑粪出，少停即与开乳，空腹无食，切勿饿损。古之下胎毒法，多用朱砂、汞粉，金石克伐之药，孙真人云：芽儿出腹，筋骨未敛，脏腑未成，犹尚是血，血凝结坚，渐成肌肉。妄服金石剋伐之药，镇塞心窍，坠伤肠胃，岂但无益，尚然有损，幼多灾疾，长大痴呆。未悟医理，以讹传讹，妄刊古书，灾害后世。惟此化毒丹，气味纯良，达表清里，解毒和中，尽美善矣。

小儿初生，气微将绝，不能啼哭，必是难产，或冬月冒寒所致。急用棉絮包裹，抱入怀中，未可断脐，且将胞衣置炭火上烘热，仍捻火纸条蘸油点火，环脐带熏之。盖脐带连儿，火气由脐入腹，更以热醋汤荡洗脐带，须臾气回，啼哭如常，方可洗浴断脐带。

生下孩儿，不能发声啼哭，谓之梦生，多不知救，深为可悯。由此且勿断脐，将胞衣用火炙，令暖气入儿腹内，用父身穿热衣脱下一件，盖儿身上，向儿耳边大呼父名，连呼即醒。或其父披发跣足，焚香祷告于灶君，儿即醒。盖灶君司命尊神，一家主宰，察人善恶，逐月上奏天曹，降灾赐福。平常灶前，忌戒哭泣、咒骂、歌唱、搏击之声，勿烧秽柴字纸，焚香恭敬，可免火烛之灾。

又法，有因难产或逆产，儿下不哭，微有气者，即以本父母真气度之亦活，皆经验方法也。婴儿生下哭迟者，以葱白细鞭背上即啼。

小儿初生辄死，视儿口中悬壅前上腭有胞者，以指甲摘取胞头，决令溃去恶血，勿令恶血入咽，入咽杀儿，慎之。以绵裹指，用薄荷汤或茶拭儿口舌，即能啼哭吞乳。

　　胎风生下不能啼，须用园中小叶葵捣取汁，调熊胆末，才交入口，免倾危。

　　看儿舌下，连舌有膜如石榴子，若啼不出，声音不转，速以指甲摘断之，或用苇刀割之，微有血出即活。看见上下唇与齿龈连处，有一黄筋牵引，以苇刀割断，点猪乳佳。如儿口难开，先点猪乳即开，以绵裹指，薄荷茶拭儿口中及舌，若血出多者，以乱发烧灰，加猪脂少许，和涂破处。若上唇筋紧即生上炼，下唇筋紧即生下炼。上炼生疮满头，或眉目间如癣状，瘙痒不已，出毒黄汁，流处生疮。下炼起腰背，渐至四肢，患亦如上。若炼疮甚者，不治，或头面上下疮患相通，累年不愈，儿多夭折，或成大病，是唯每日早晨拭口最佳，炼疮用螵蛸散涂之。大凡小儿一二周内，宜频拭口舌，不患鹅口白屑及生口疳。鹅口白屑，因胎中儿受热于心脾，用栗内衣煎汤，将头发裹指上，蘸汤拭儿口舌。如无栗时，用栗树皮煎汤，或冰雪之水拭口舌，亦可用牙硝研为细末些少，擦儿舌上。是朴硝升清为牙硝，非造火炮之火硝也。日擦三五度，内服天竺黄散。《外台》疗儿口中有虫，因吃乳不稳，七日以来壮热，颜色赤，鼻孔黄，恐作撮口，及牙关紧症。虫色似蜗牛，亦似黄头白蚌螺。用竹沥半合，调牛黄少许服之瘥。又用熟猪肉一片，拭口即虫出。

　　小儿七朝内，口噤不乳，皆出胞时，口含胎毒恶血，仓皇不能挖去，儿吞下咽，又未服化毒丹，毒入脾肺所患。

速用化毒丹，磨服二三丸，毒化大便中出即愈。《千金方》云：小儿口噤，赤者心经，白者肺经，用雄鸡屎白如枣大，将丝绵裹住，用水一合，煎二三沸，分二次与儿服，大效。又方：用茶莓研汁，灌儿口中，垂死亦活。茶莓，似覆盆子，花黄实赤。又《圣惠方》。川椒一两，用面搜厚皮，包裹川椒于内，做三角锋样，烧黄熟，以绵盖儿口，掐去面尖，如筋头大，使椒气冲入儿口，效，未愈再作。又方：赤足蜈蚣半条，去足炙黄为末，加麝香少许，以猪乳调与儿服，盖猪乳能治小儿口噤不开之症。又方：小儿口噤，取东行牛口沫，涂儿口及额上即效。

治口噤不能服药。搐鼻法，用郁金、藜芦、瓜蒂等分，为极细末，用水调些少，滴儿鼻孔内。

儿生眼闭口开，常呻吟，因受胎热，用凉五脏药，儿用天竺黄散，兼与母服，外用竹茹煎汤洗眼。由产母不知禁忌，食毒热物，致儿成疾。如三日不开，儿服生地黄汤，乳母服山茵陈汤。凡初生浴儿，须浴令净眼目，若洗不净，则秽汁浸渍于眼眦中，使眼弦赤烂，至长不瘥。外用五福散频洗，两目自开。

儿生呕吐不乳，皆口含恶血，儿哭吞下，瘀秽伤胃，是以呕吐不乳。服二香汤，和胃自愈，有热，茯苓丸。

儿生下不大便，俗名锁肚，由胎中受热毒，壅结于肛门，闭而不通，内无滋润如此。若二三日不通，急令妇人以温汤漱口，吸咂儿前后心，并脐下两手足心共七处，吸四五次，用川连五六分，煎汤，磨化毒丹与服，以通为度。如更不通，即是肛门内合，当以物透而通之，金簪为上，玉簪次之，须刺入二寸许，以苏合香丸纳入孔中，粪出为快。若肚腹膨胀不乳，作呻吟声，至于一七，难可望其生也。又方，用粗硬葱针纤肛门，再服清热牛黄散。小儿初生不尿者，因母恣食热毒之物，儿饮母血，受其热毒，脐腹肿胀，脐四旁有青黑气色，及口撮不乳，即不可救也。未有青黑色者，用葱白三四寸破开，用乳半盏，煎数沸，去葱白，用匙挑乳，滴儿口内。又法，用葱生捣些汁和乳，匙挑与儿服。小便仍不通，外用黑豆一撮，山栀二三枚，葱一握，将三物捣烂，加芭蕉汁调，贴脐下，外用纸护，将软帛缚住，少顷，便自通。

小儿初生腹胀欲绝，大小二便俱不通，亦照前吸啀七处法，服前葱乳，并贴脐等方自通。

小儿重舌，心候于舌而主血，脾络脉又出舌下，心火脾土，子母也。二脏热毒相并，气血俱盛，其状肿，附舌下，近舌根，形如舌而短，名重舌。用鸡内金为细末，干掺口内，或用芒硝研末掺之，或生地黄汁，加些蜂蜜，和与儿服，或服天竺黄散。凡鹅口白屑，重舌重龈，重腭口疮等症，俱是胎中受母热毒而壅上焦，是以妊娠必要禁戒热毒等物，免至儿生疾病。

小儿脐湿，或生疮，或肿，因浴儿水入脐中，或风湿着于脐中，久患不瘥。脐通丹田，真气所养，乃性命之根蒂。耗散天真，若至百日，即为危险，宜速治之。用枯矾、龙骨为细末，入麝香少许，干涂之，避风。又方，用干蛤蟆、牡蛎烧灰存性，为细末，敷之，疮干，用麻油调之。又方，黄柏、百草霜、乱头发烧灰等分，共为细末敷之。又方，红绒帛灰、蕲艾灰、海螵蛸去壳等分，共为细末敷之。便易方，牛屎烧灰、百草霜、乱头发灰等分，共为细末敷之。又方，盖屋多年烂稻草，晒干为细末涂之。又方，红帛灰、乱发灰、当归头、白蔹、五倍子、龙骨、血竭、赤石脂煅、干胭脂、百草霜、海螵蛸、南星，各五分，共为细末敷之，疮干，麻油调敷。脐忌见水，有气脐肿大如栗，虚软而痛。用竹沥涂之，日数次，自消。又方，用生萝卜菜捣极烂，加盐少许，缚脐上，日一易，自消。或脐突，无论疼与不疼，因湿热相搏，或阴及囊浮肿，内服芍药汤，外用大黄、煅牡蛎各五钱，朴硝一钱，共为细末，用活田螺十余个，洗净，用水半盏，养田螺一宿，其田螺仍放水中，勿害之，用养螺之水，调药一二钱，涂肿处，即消。昔贤有曰：杀生救生，去生远矣，医者无功有过。若阴器及囊肿，车前子浓煎，候冷调药敷之。又方，小儿脐突，用赤豆、淡豆豉、南星、白蔹等分，为细末，用芭蕉自然汁，调敷脐四旁，日敷一次，小便下白即安。

婴孩诸方

螵蛸散

海螵蛸去壳　黄柏各三钱　真轻粉　雄黄　密陀僧　芸香各一钱

共为细末搽之，疮干清油调敷。治二炼恶疮，其形如癣，出毒汁流处成疮。用苦参、黄柏、花椒、葱煎汤，温洗净，拭干，涂药大效。

天竺黄散

天竺黄　郁金皂荚水煮　甘草各五钱，炙　蝉蜕十四枚　芒硝

二钱 麝香五厘

制净，为细末。每服五分，蜜汤调服，儿大酌量加药。此清散胎热。

生地黄散

生地黄 当归 赤芍药 天花粉 甘草各二钱 川芎七分

共为细末，煎灯心汤调药三分，抹儿口内，日二三服。治眼不开。

山茵陈汤

山茵陈钱半 赤芍药 木通 生地黄 当归 花粉各一钱 川芎 秦艽 桔梗 甘草各七分

共一剂，水煎。乳母食后服。清母血分之湿热。

洗眼五福散

防风 木贼 秦艽 川连 归尾各五分

加大枣肉一枚，灯心四十节，水煎澄清，温温频洗，两目自开。

呕吐二香汤

广藿香 广陈皮 木瓜各七分 白茯苓六分 木香三分，不见火 炙甘草二分

加生姜二片，水煎，药泡木香去渣，温服。如不止，加丁香二粒，煎服。婴儿呕吐不止者，胃中受寒，中气不能宣布。天炎儿热，加姜炒川连三分。若乳伤，加炒麦芽研七分。

茯苓丸

赤茯苓蒸　广陈皮炒　枳壳各二钱,炒　广藿香　川黄连炒　桔梗各一钱,炒

共为细末,炼蜜为丸,每丸五分。白沸汤调服,冬月淡生姜汤调服,儿小服半丸。治呕吐不止,胃不和,不肯吮乳等症。

清热牛黄散

牛黄一分　神曲炒　淡豆豉各三钱　麦芽粉炒,去壳　花粉各二钱　当归　杏仁去皮、尖及双仁　枳壳面炒　广皮各一钱半,炒　防风去芦　赤芍各一钱　甘草去皮,炙　木通各五分

制净,共为极细末,再入牛黄研匀,每服一钱,白汤调服。小者减半,治大便不通。

防风散

防风去芦　羌活　黄芪炙　当归　甘草去皮,炙　白芷各一钱

制净,共为细末,用灯心、麦冬去心,煎汤调服三五分。治初生脐风。

全蝎散

全蝎二十一个,头尾全者去毒,用酒炙为末　麝香一分半

共研为细末,用麦冬去心,加金银各一件,煎汤调服一二分。治小儿脐风,唇青口撮,多啼不乳,口吐白沫。

灵仙散

威灵仙去芦　僵蚕各五钱,炒　白矾一钱半,生用　北细辛七

分，净 **甘草**二钱半，生

共为细末，每服生姜汤调二三分，抹入牙关内，病甚
再服。治婴孩初生，七日之外，欲成脐风撮口，及卒中、
急慢惊风，牙关紧急，痰涎上壅，或口噤不开。用盐梅汤，
调擦上下牙根二处。

劫风膏

威灵仙去芦，净末，一两五钱 **大皂荚**四两，去弦捶碎

少用滚水浸半日，煎出汁，绢滤去渣，慢火磁器熬如
稀糊，加醋半两，再熬三五沸，去火候冷用。调灵仙末，
研钵内和捣匀为丸，如芡实大。先用盐梅，内擦牙根，用
白沸汤，浓调一丸或二丸，抹入左右牙关上，口即开，续
进别药。如风痰壅盛，淡姜汤调下。咽喉肿疼，清茶调下，
或薄荷汤调下。治婴幼急慢惊搐，脐风撮口、牙关紧闭，
痰涎壅盛，咽喉肿疼等症。

白芍药汤

白芍一钱半 **泽泻**七分 **甘草**二分 **薄桂**一分 **薏苡仁**七
分，炒

共一剂，水煎，空心温服。治婴幼寒疝冷气，阴囊并
阴湿肿。有惊，加钩藤服。

分利五苓散

泽泻 赤茯苓 苍术各七分 **猪苓**四分 **薄桂**一分

共一剂，水煎，食前服。治婴儿小便不通，或囊肿阴
肿，通利下部寒湿水肿，大便水泻等症。有热除桂，名四

苓散，儿大，量加药服。

撮风散

蜈蚣一条，炙　钩藤五钱　僵蚕三钱，炒　蝎梢二钱，炒，去毒
麝香二分

共为细末，加入麝香，研匀，每服三分，竹沥调下。
治小儿脐风撮口、惊风等症。

又方

僵蚕去丝嘴，炒为细末，调敷口中。治撮口喉风。

犀角消毒饮

犀角钱半　牛蒡子两半，炒研　荆芥穗五钱　防风三钱　甘草
二钱

每剂二钱，水煎服。治鹅口白屑神效，喉风喉痹肿痛
等症。初生症候，方法最多，岂能悉录。今选神效良方，
以应急用，备稽考。

子烦之症，多患于受胎四个月、六个月之时，因母心
惊胆怯，肺经虚弱，而热上乘于心，烦闷不安，或有停痰
积饮，留滞于心胸之间而烦闷，或有呕吐涎沫，恶闻食气。

麦冬汤

麦冬去心　茯神各三钱　防风　黄芩各一钱

加青竹叶七片，水煎服。内热天炎，加黄芩。如不寐，
加炒透枣仁研。如呕吐停痰饮，去黄芩，加广陈皮、桔梗、
白芷、桑皮、生姜、贝母，清痰开膈，察寒热而加减。

子痫之症，发时口噤背强，冒闷昏迷，不知人事，须

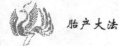

臾自醒，良久复作，亦名痉，又名痓。甚则角弓反张，因体虚弱，感受风邪，入太阳之经络，后复感风寒，相传而发。

羌防汤

羌活一钱 防风 当归 川芎 茯神 枣仁炒透，研 杏仁去皮、尖 羚羊角屑 薏苡各八分，炒 甘草三分 木香五分，泡，不见火

加生姜三片，水煎服。忌食猪肉、鸡。痰多加天竺黄、石菖蒲，热加山栀。角弓反张，乃肝经风火交炽，燥逼筋缩所致，宜加炒黑山栀仁、芎、归，清润肝经，筋自舒复而愈。

羌活酒

羌活一两半 防风一两 黑豆一升，炒熟，去壳

用好熟酒十斤，浸一夜，煮数沸，饮一大盏，日三四服。此酒祛风活血，通络之剂，散风之药，不宜过煮。

瘛疭之症，与婴儿发搐相似。瘛者筋脉急而缩也，疭者筋脉缓而伸也，一缩一伸，手足相引，搐搦不已。风生动摇，心火肝木为病，风热交炽而患。辨体强弱而治。

钩藤汤

钩藤钩 当归 茯神 防风各一钱 桑寄生 川芎各五分 秦艽 苦桔梗各钱半

水煎服，如天炎内热，少加炒黑山栀。忌猪肉、鸡。

妊娠眩晕，肝虚感受风热，上攻头目而发眩晕。或胸

膈痰涩停饮，头旋目晕，或有腮项肿核，皆因邪气上攻。

消风散

前胡　防风　白芷　陈皮　桔梗　花粉　杏仁去尖及双
仁　桑白皮各一钱　甘草三分

生姜二片，水煎，食远服。忌猪肉、鸡、咸味。气不
顺，加炒苏子、北芥子。夏月有热，加黄芩。冬月，加紫
苏疏散之剂，只用二三服，即减苏叶、防风二味。

清肺麦冬汤

麦冬去心　橘红　前胡　杏仁去尖及双仁　贝母去心　地骨
皮　黑参　桔梗各一钱　甘草四分

生姜二片，水煎，食远服。内热炎天，加黄芩。痰多，
加炒瓜蒌仁。血虚，加归身、白芍。日久，加百合。

凉血地黄汤

怀生地　秦艽　麦冬去心　地骨皮　桔梗　前胡　黑
参　花粉　贝母去心　荆芥灰各等分

加干荷叶钱半，水煎，食远服。忌猪肉、鸡、鹅、羊、
新酒、椒、蒜等物。如热甚少，加炒黑山栀。有胎咳血，
与无胎不同，破散消瘀之药，误服伤胎。血虚，加炒白芍、
阿胶或沙参、天冬、百合等药。

妊娠病疟，乃夏月伤暑未清，至秋复感外邪，而发疟
疾。有汗者风重，无汗者寒重。有汗要消风而止，无汗加紫
苏发表而散。寒战盛热振摇，其胎必堕，宜速治之，以保胎
元。有痰有食，并邪而方发疟。用药清邪，慎勿动胎。单疟

为轻，间疟则重，乃脾土虚弱，间日而发。三日疟者，乃下元三阴大虚之症，不得治法，岁余不愈。妄用禁截，多至伤人。盖人身经脉，合乎天地，凡疗三疟，先看日辰，次诊本经脉理，药符经症，服之易愈。子、午、卯、酉日发者，乃足少阴肾经也，为最重难愈。寅、申、巳、亥日发者，足厥阴肝经也，稍轻于肾。辰、戌、丑、未日发者，乃足太阴脾土疟也。三阴经虚，邪气陷入本经，合天度日辰而发。

加减清脾饮

小柴胡钱半　黄芩　青皮　广陈皮　防风　花粉　制苍术　山楂肉　前胡各八分　川芎

加生姜二片，水煎，食远服。忌猪肉、鸡、鹅、鲜鱼、韭菜、白扁豆、蛋、香物。大便燥结，加炒知母。痰，加贝母。呕吐或胸膈胀，加炒果仁，用三四服后，除苍术、前胡，加土炒浙白术、归身。汗多，加沙参、首乌，邪清自愈。间疟脾虚，加制白术、金石斛、首乌，以补脾土，愈后宜服理脾养血清痰之剂，培补气血。

补阴石斛汤

金石斛　制白术　柴胡　黄芩　广陈皮　归身　贝母各一钱　白茯苓七分　知母七分，炒　川芎四分

加生姜二片，枣肉一枚。忌食照前。服前清脾饮五六剂，清邪食，再服此方。三疟是三阴经虚，禁截不止者，看日辰邪在何经，用本经药治之自愈。三疟断难速止，急欲禁截，复伤气血，以至伤身，男妇三疟皆同，有胎尤宜谨慎。气虚加人参，不止加何首乌。汤药不利久服，用此

中医药古籍珍善本

方除柴胡、黄芩、姜、枣，加人参、九制何首乌，共为细末，陈米粉打糊，少加炼蜜为丸，如豌豆大，每日空心白沸汤服三钱，晚食前，又服二钱，治三疟神效之良方，不可杜撰加减。

妊娠八至九月，忽然声喑不能言语，非病也，间或有此症者，不须服药。临产但服四物汤养血之剂，产下便能言语。经脉自然之理，非药饵之功也。

妊娠痢疾，因脾胃弱，复感邪食。河间云：邪伤气则痢白，伤血则痢赤，两伤赤白，兼食积则痢黄，无积不成痢，通因通用。有胎切勿攻下，消食清热保胎为主。《经》云：和其血，泻痢止，调其气，后重除。勿服参、芪、白术，补成鼓胀。

归芍汤

归身　广陈皮　黄芩_{各一钱}　生白芍_{二钱}　山楂肉　苍术_{各钱半}　厚朴_{姜汁炒}　乌药_{各七分，去皮}　木香_{不见火，药泡服}　甘草_{各五分}

水煎，药泡木香，食前服，忌蛋、猪肉、鸭、面。不止，加续断，或石莲肉，或服香连丸。

养血续断汤

续断　白芍_{各钱半}　归身　阿胶_{蛤粉炒}　山药　陈皮_{各一钱}　青皮　黄芩_{各八分}　乌药　神曲_{各七分，炒}　甘草_{五分}

水煎，食前服，用前十余剂，再服此汤。热加醋炒川连，寒去黄芩，加炒蕲艾，有食可加山楂肉，气滞后重加广木香泡服，不止加乌梅肉。切不可用固涩攻下，破血动胎之药。

山栀散

山栀_{去须、蒂}

烧灰存性，为细末，每服钱半，空心白沸汤服。治将临月，痢疾不愈，恐成产后渗肠血痢，宜服此。

产后痢疾，因胎前临月，调治未愈，败血渗入大肠，名产子痢，自古称为难治之症，因无良方，丧于枉误。正谓世无良医，枉死者半，失其治也。屡用活血消瘀之剂，服之有效。产后切忌寒凉温补敛涩，人参、黄芪、白术等药。

活血汤

归尾_{二钱}　丹皮　桃仁_{去皮、尖}　山楂肉　枳壳_{麦面炒}　乌药_{去皮}　阿胶_{蛤粉炒}　蕲艾_{各一钱，炒}　红花_{五分}

水煎，食前服。后重气滞加广木香，小便不利加木通五分，胃弱，加炒山药、茯苓。

理中汤

治寒邪入于太阴，腹中冷痛泄泻。

苍术　炒白芍　炒蕲艾　山楂肉_{各一钱}　炮姜　炒砂仁_研　炙甘草　泽泻_{各五分}

水姜三片，煎服。若恶心，去甘草，加广陈皮。忌生冷、面。

和中汤

治寒邪入于厥阴，胃脘疼，呕吐不止。

柴胡　苍术　广陈皮　青皮_{各一钱}　炮姜灰　白芷_{各五}分　花椒_{十五枚}　乌梅肉_{一大个}

水姜三片，水煎，黎明服。呕吐不止，加北细辛二分。或炎天内热，加姜汁炒川连三五分。忌生冷甜味。

紫苏汤

治天冷中寒，口呕涎沫，身冷昏沉。

紫苏叶　羌活_{各钱半}　炮姜　防风　川芎　白芷_{各七分}

加生姜五片，葱白三根，水煎服。或呕涎沫，加吴茱萸。天寒冷，或北方，加麻黄散之。程曙生曰，《经》云：无毒之药，治病十去其七八，养以尽之，毋过剂而伤正气也。有胎，尤加谨慎，惟要保胎为主，佐以去病之药，按四时而论岁气，即万举万全矣。

熟艾汤

蕲艾_{钱半，炒}　续断　当归　阿胶_{米粉炒}　茯苓　山药_炒陈皮_{各一钱}　乌药_{去皮，净}　山楂肉_{各七分}　泽泻　甘草_{各五分}

加荷叶蒂二个，炒黄黑豆三十粒，水煎，食前服。气滞，加广木香五分。产后痢，服前活血汤四五剂，再用此调养而痊。

妊娠伤寒感邪，寒邪则一，治法不同。伤寒六经之传变，七十二症之各异，经论甚详。冬月大寒，法宜表散。三时感邪，名为时气，伤寒法宜和解。究明运气，参经论而调治，庶几无误。今述其大略，发明提纲，切勿用破血伤胎之药，蒙糊妄投，恐有母子俱丧之患，宜审察而治之。

羌活中和汤

羌活_{钱半} 防风 白芷 紫苏叶 陈皮 苍术_{各一钱} 川芎 甘草_{各四分}

加葱白三根，生姜三片，水煎服。春初、深秋、冬月，天冷感寒，初起宜服此一二剂。发汗散寒，除葱白、紫苏，加柴胡，热加黄芩，有食加山楂肉，燥渴除苍术，加花粉、干葛，大便秘加炒枳壳、知母，因证候加减而调治。

柴葛解肌汤

柴胡_{钱半} 干葛 防风 白芷 黄芩 花粉 香附米 陈皮 川芎_{五分}

加生姜二片，水煎服。伤寒忌食一切物，只宜炒过陈米粥、小菜，如此禁忌，邪热方退。大热，加炒山栀仁。大便秘，加炒枳壳、知母。有食，加山楂肉。泄泻，加苍术、泽泻，加蕲艾、灯心煎服，此治寒邪入于三阳经者。若寒邪自阳经而传入于阴，亦作阳邪而治。有寒邪不循阳经而入，多因形寒饮冷，自内直伤于三阴，是为阴症，辨三阴经而论治。甚有寒伤阳经，不由传变，寒又直伤阴经，最难用药，名为两感伤寒，危殆不治之症。

少阴伤寒，因有色欲，寒邪入于肾经，六脉沉微，四肢厥冷，指甲青，唇口黑，小腹急痛，小便点滴不出，舌卷囊缩，女眷舌卷乳头缩，症候与霍乱转筋相似，一寒一热，经症不明，服药错误，立至危殆。转筋，脉沉细，四肢厥冷，小腹急痛，指甲或青，与阴症相似，惟霍乱转筋，舌不卷，小便多，男子阴囊不缩，女眷乳头不缩，以此细辨，必无差误。男妇皆名阴症，以寒邪入于少阴肾脏也。

太阴伤寒，感寒邪入腹内，或天寒过食冷物，不由阳经传变而入，寒邪竟伤于阴经，脉沉肢冷，或恶心肠鸣，腹痛吐泻，用理中散寒之剂，因轻重而加减服。

厥阴伤寒，或因饥饿形寒，饮飡冷物，太阴空虚，不受寒邪，逆于厥阴肝经，脉不沉细，四肢厥冷，心烦或痛，厥逆呕吐，甚者吐出蛔虫，饮食汤药，俱难下咽，入喉即吐，此症深重，多方可救。误服甘草、黄芩，及寒凉甜腻攻下之药即危。大概寒邪，由表而伤三阳经者最多，直伤三阴经者少。少阴症危急，损人最速。六经伤寒，详察经脉，辨别阴阳二症，问其便溺，及舌苔烦渴，方无差误。伤寒症忌食未炒米粥，补助邪热，无胎者，不食易愈，有胎者，宜用陈米炒过，手巾摊地上出火气，煮粥少少与食，以保胎气。若不泄泻，或食过汤水面，不助邪热。

有中寒症，与伤寒不同，天气严寒，直中表里，通身四肢厥冷，口噤不言。外用炭火烘热厚棉被盖暖，再用生炭旺火，以醋浇火上，其醋气熏鼻孔，如不醒，用北细辛、牙皂角等分，为细末，吹些少入鼻孔内，得喷嚏即醒，服紫苏汤以散寒邪。凡寒邪伤于三阳经，身热头痛，或壮热，或寒热，六脉洪大。直入阴经者，身寒，四肢冷，头不疼，六脉沉细，至于舌苔燥渴，阴症间或有之。又有阳经亢极而似阴者，阴经寒极而似阳者，非博学老医，最难辨别，须注意诊察，庶免服药之误。

加减四逆散

治阴症伤寒，脉沉足冷。

柴胡_{钱半}　肉桂　枳实_炒　炒白芍_{各八分}　甘草_{三分}

水姜五片煎服。若咳，加五味、干姜。下利，心中悸，加桂枝。小便不利，加茯苓。腹痛脉沉，足冷寒重，加熟附子三分，有胎，至不得已，方加附子，宜温凉服。

胎产大法后跋①

　　皇天无亲，唯佑善人。盖人生居尘世，溺于利名之场，非大圣贤，谁无过失，总是为身家妻子计耳。若欲培养身命，灾消福生，子孝孙贤，世泽悠远，莫如积德。《感应篇》：祸福无门，唯人自召，善恶之报，如影随形。人生孤贫夭寿，蠢子恶妻，屡遭奇祸，乃前生之孽障。广积阴德，亦能消灭。积德者，非以钱财而广布施也。日常要戒杀生，惜物命，心平恕，勿诈欺，念念行善，时时方便，救人于危急困苦之际，阴功浩大，自然灾消福生，得产贤嗣。昔梁武帝造寺千所，披剃万僧，卒至饿死台城。裴度公香山还带，救人一命，富贵寿考善终。孙真人医药救众，拔宅上升。宋郊以竹渡蚁，大魁天下。皆往古昭明，人共知者。今时报应甚速，耳闻目观，何时不有。《易》曰：积善之家，必有余庆；积不善之家，必有余殃。岂虚语哉？范文正公曰：大丈夫不得为良相，当为良医。诚哉格言也。所为大小不同，普救天下之心则一也。

　　屡见胎产伤损者，多急暴凄惨，存亡在于顷刻。悔予幼未习医，无法可救，存斯念已多年矣。今遇新都程先生，

---

① 胎产大法后跋：后跋与后又跋，原夹在上篇文中，今移在文后。

道号志阳，精研医理，存心救世，谈及人间胎产，不知法度，性命枉于错误，损人最速，以数十载躬历效验之方，便捷之法，著为一帙，名曰《胎产大法》。予观是集，向所深慕之念，如饥餐渴饮，速倡诸公，助资刊刻，以布四方，流传后世，永垂不朽。盖方法以口授人，难于尽言，闻者不能全记，相遇相传，总期有限，唯此刊布，始能遍周。凡四方诸公，暇时详玩，便于急用，仓忙之际，不至错误。然人有不认字者，及女眷、收生老娘等，随便以方法演说而教导之。救人一命，胜造浮屠，非空言也。上苍果报，纤毫不漏，积功行之捷方，救人命之危急，并无破费，一言能救二命，岂不用力少而功德大。诸公得睹是集，宜勉而行之，非救他人也，是为自积福禄，培泽后嗣也。予向所愿之心，今得效验之良方，以舒鄙怀，故附一言于后云尔。

鹿渚之野子祝启祚书

胎产大法又跋

予尝闻胎产一事，所系甚大，其存亡在于呼吸，而俄顷之间，关乎母子二命，岂不重哉？偶有邻友金玉芳者，自粤东归，得程君志阳《胎产大法》一书，予习而玩之，观其所载详悉，理法朗然，惜乎相见恨晚焉。何也？吾年已暮也，然不欲私为己有，因就正于岐黄诸公，皆称其尽善，以为是书可传也。适吾族杏洲，因其大父秉铎①兰陵，遂寄寓武邑，与予往还莫逆，出是集以订正之。杏洲劝吾②，如产母虚弱气怯，将产煎人参汤一二钱，补助元气，令儿易产，儿已落地，切勿妄服人参，防瘀血冲心之患。

———————————

① 秉铎：任文教之官名。
② 杏洲劝吾：此下文字，与上文不相续接，疑原书版刻误置窜乱，且下文当有脱失。